磊 | 大师

内经学讲稿

张磊◎著

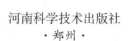

河南科学技术出版社

· 郑州 ·

图书在版编目（CIP）数据

国医大师张磊内经学讲稿/张磊著 .—郑州：河南科学技术出版社，
2018.2

ISBN 978-7-5349-8824-0

Ⅰ.①国… Ⅱ.①张… Ⅲ.①《内经》-研究 Ⅳ.①R221

中国版本图书馆 CIP 数据核字（2017）第 160304 号

出版发行：河南科学技术出版社
地址：郑州市经五路 66 号　　邮编：450002
电话：(0371) 65788613　65788629
网址：www.hnstp.cn
策划编辑：马艳茹　邓　为
责任编辑：邓　为
责任校对：张艳华
封面设计：张　伟
责任印制：朱　飞
印　　刷：郑州环发印务有限公司
经　　销：全国新华书店
幅面尺寸：170 mm×240mm　　印张：13.5　　字数：228 千字
版　　次：2018 年 2 月第 1 版　　2018 年 2 月第 1 次印刷
定　　价：38.00 元

自　序

我的《张磊医学全书》（此书是《张磊医学全书》中的内经学讲稿部分内容。编者注）快要出版了，就此，说几句心里话以表达心情。

首先，衷心感谢各位先生。此书是众志成城、同心协力的产物。在河南中医药大学、河南中医药大学第三附属医院领导的关怀和重视下，由孙玉信教授、张西洁教授、马林教授、谢秋利教授、姜枫教授、王晓田主任等同志具体编纂，尤其是孙玉信教授费心费时最多。经过他们长时间的艰苦工作，暨河南科学技术出版社的大力帮助，至此告竣。特再次表示衷心的感谢！

其次，本书内容较为浅薄。俗云："巧妇难为无米之炊。"由于我才疏学浅，经验不够，虽曰全书，实则有愧，是集我个人之全，乃小全也。其中有我过去给学院本科生讲授的中医学基础及内经选读讲稿，这些讲稿是依据当时教材和教学大纲精心锤炼而成的，可供参考。

再次，本书内容较为实在。我向来主张务实，我在自勉语中有"勿华于外，求实于内"之言。我总认为不管搞什么工作，如果光是表面现象，做表面文章，只能是自欺欺人。一个人能力有大小，只要踏踏实实地工作，就可赢得大家的赞许。这本书也是本着这种指导思想去写的。不管水平高低、文字好坏，都是实实在在的东西。如同厨中烹饪，不管做法如何，都是真材实料的绿色品种。

还有，本书作为我工作的新起点，我的治学思想是"学源不能断，起点作零点，求实不求虚，思近更思远"。学习最大的敌人是骄傲，有一副对联很好，"水唯就下能成海，山不矜高自极天"，就是说人要谦虚，不能自满。

最后，要继续努力。医生是为患者服务的，要具备两种功夫：一是医术要精湛，一是医德要高尚。古人云"欲精医术，先端心术"是很有道理的。我将继续认真开好有药处方和无药处方，所谓无药处方，就是针对不同疾病的人，尤其是思想包袱较重的患者，要多做思想工作，动之以情，晓之以理，增强其战胜疾病的信心；对一些有文化修养的患者，我往往给他们写诗，能收到一些好的效果。此外，对一些有不良潜在发展趋势的患者，也要告诉其应当注意的事项。所以说，医德要体现在各个方面。"大医精诚"，始终是我努力的方向。

总之，诚希广大读者，多提宝贵意见，以利改进！

最后附俚诗一首，以鸣心声。

从医从教历艰辛，虚度光阴八七春。

沧海水中沉一粟，岐典道上起微尘。

病人满室年年是，桃李成蹊日日新。

几首庸诗情志抒，操琴曲曲总怡神。

张磊

2016 年 8 月 25 日

目 录

绪　言

《内经》是阐述人体生理、病理、诊断、治疗等基本理论的古典医籍，也是现存祖国医学文献中最古老的一部医书。由于它比较全面地总结了春秋战国时期及以前的医学成就，因此，它又是祖国医学遗产中的一部辉煌巨著。为了便于了解《内经》的概况，今作以下讨论。

一、内经的含义

(一) 什么叫作《内经》

内经之名，是西汉刘向校书时开始的，后经班固作《汉书·艺文志》时根据刘向的儿子刘歆所撰的《义畧》编辑流传下来。至于刘氏为何称之为《内经》，并未说明，故后世医家认识不一，见解不同。

关于"内"的解释，大致有两种意见：

1. 以人体之内来解释　张景岳："内者性命之道。"吴崑："五内阴阳之谓内。"

2. 以次第之意来解释

(1) 据《汉书·艺文志》记载："黄帝内经十八卷，外经三十七卷；扁鹊内经九卷，外经十二卷；白氏内经三十八卷，外经三十六卷，旁篇二十五卷。"

(2) 丹波元简说："内外犹韩诗内外传，春秋内外传，庄子内外篇，韩非内外储说，相对名之焉尔，不必有深意。"

看来内和外只是相对之称而已，别无深义。以上张、吴之说作为一种理解则可，命名的初义，未必如此。

关于"经"的解释也很不一致，大致有两种意义：

1. 朴素之称　经字的含义，在古代是非常朴实的，为编织的绳线，直的叫经，横的叫纬。古代没有纸张，用木板、竹简写书，用绳子联系，这个绳子就叫经。如章太炎说："案经者，编丝缀属之称，异于百名以下用版者……是故绳线联系谓之经。"可见经并非高不可攀，奥不可及的。

2. 尊崇之称　属于一种高尚的概念，这也有两种意义。

(1) 常法大道：有必须遵守的法则义，是一种尊称。陆德明在《经典释文》则谓：“经者，常也，法也，径也，由也。”吴崑说：“万世宗法谓之经。”

（2）与鄙词示异："经"有意义深奥、富有文采之谓。如刘师培氏说："六经为上古之书，故经之义，奇偶相生（如一生二，三生四），声韵相协（声平仄声，韵是韵律），以便于记诵；而藻绘成章（文辞华丽，而成篇章），有参互错综之观（造句布局得当，而又不重复）。"古人见经之多文言也，于是假治丝之义，而锡以六经之名，即群书之文言者，亦称之为经，以与鄙词示异。后世以降，以六经为旧典也，乃训经为法，又以六经为尽人所共习也，乃训经为常。"

注："六经"，诗、书、易、礼、春秋、乐记。

刘师培，字申叔，仪征人，曾讲学于北京大学。

藻绘：藻为山梁上的画。藻绘为文采之意。

这些意义，都有可取，因为古人往往把具有一定法则，又为一般所必须学习和掌握的书籍，都称作经。高深的为儒家的"六经"，老子《道德经》之类；浅近的如《三字经》之类，内经便属于前者。

（二）《素问》和《灵枢》的命名

《内经》分《素问》和《灵枢》两部分，各九卷，八十一篇。

1. 素问 《素问》之名，最早见于张仲景的《伤寒论》自序。他说："撰用《素问》《九卷》《八十一难》……"从此以后，直到现在，一千七百年来，这个名称都没有改变。为什么要名为《素问》呢？说法不一，可以归纳为两种意见。

（1）张景岳说："平素所讲问。"马莳也说："平素问答之书。"这是从表面说的。

（2）林亿说：按《乾凿度》云："……太素者，质之始也。气形质具，而疴瘵由是萌生，故黄帝问此太素质之始也，素问之名，义或由此。"隋·杨上善将《内经》称作《黄帝内经太素》可能也是此意。

注："太素"，"太"是物质之始生，"素"即是物质。

"疴瘵"：疾病也。

用我们现在的意思来理解，"素"就是人身本质的生理、病理等基本情况。"问"就是讲求讨论。《素问》就是研究讨论人的生理、病理等医学基本理论的专书。可以说《素问》的含义是唯物的。

2.《灵枢》有三个名称

（1）称《九卷》：在唐以前不叫《灵枢》，而称《九卷》。如张仲景即称之为《九卷》。以其书为九卷，故称。

（2）称《针经》：晋·皇甫谧在《甲乙经》序中说："按《七略》艺文志，《黄帝内经》十八卷。今有《针经》九卷，《素问》九卷，二九十八卷，即《内经》也。"因书中主要内容是研究针刺的问题，故称针经。其实针经二字在《灵枢》第一篇《九针十二原》便说："先立针经。"

（3）称《灵枢》：唐·王冰开始叫《灵枢》，他在注《内经·素问》序中说："《黄帝内经》十八卷。《素问》即其经之九卷也，兼《灵枢》九卷，乃其数焉。"至于为何称之为《灵枢》呢？有如下解释：①张景岳说："神灵之枢要，是谓灵枢。"②马莳说："灵枢者，正以枢为门户，阖辟所系，而灵乃至神至元之称，此书之切，何以异是。"③王九达说："枢，天枢也（北斗星斗柄），天运于上，枢机无一息之停。人身若天之运枢，所谓守神守机是也（神机，经气也，经气之运转针刺时要守经度）。其初意在于舍药，而用针，故揭空中之机以示人。空者灵（天空变化，神妙莫测），机者枢也（枢比如六位而司气血开阖，机者，机灵而关键也），既得其枢，则经度营卫，变化在我，何灵为之。"

以上三说，虽然有所不同，但实质精神是一致的，都是形容其针刺疗效有很快很高之意，即灵者验也，针刺的疗效，至为灵验，但必须得其刺法之枢机而后灵，故名之曰灵枢，因此它的命名可能是从针法方面来考虑的多，这是合乎情理的。但须明确，灵枢虽有针经之称，并不意味着该书就是古代的针灸专书；它的内容非常丰富，涉及面较为广泛，只是与《素问》相对而言罢了。

二、《内经》成书年代及作者

《内经》的全称，叫作《黄帝内经》。之所以加黄帝者，实有"溯源崇本"之意。也是借以说明我国医学文化渊源甚早。它既非黄帝之圣，留下这样一部伟大的著作，也不等于说《内经》是在黄帝时代就有的。那么这本书究竟成于何时，又为何人所撰？是我们以下要讨论的两个问题。

（一）《内经》成书年代

《内经》的成书年代约在两千年以前，"诸子蠭起，百家争鸣"的春秋战国时代。近人任应秋先生说："战国至东汉一段时间。"犹待进一步考证。

（二）《内经》的撰著人

《内经》虽冠以黄帝，又有岐伯等的对话，但并非黄帝所著。因黄帝时代远在公元前两千六百年前，相当于新石器时代的后期，那时还没有文字，文化水平也很低，不可能作出这样伟大而精深的书来，从很多方面可以证实。《内经》成书前，已经有了很多的素材，而后通过搜集整理古医经和当代的医学理论与医疗经验汇合而成书的。

《内经》既非黄帝所作，为何冠以黄帝二字呢？这是秦汉学者的风气，大都借古人的威信，来抬高自己的学说，以易取信于人，尽管内经中有黄帝与岐伯等问答记录，也非是真实情况，而是当代整理者用一种问答的体裁，假托黄帝之名而编成的。

三、《内经》的学术思想

《内经》的学术理论，具有朴素的唯物论和自发的辩证法思想。从它的学术思想来看，主要是阴阳五行，统一整体思想观，恒动观念论。它贯穿在整个《内经》。所以无论在脏象、病机、诊法、治则等理论中，都能突出地反映出来，而且是千百年来一直被历代医家奉为圭臬，在长期的实践中获得了验证的。研究《内经》，不首先弄清它这一卓越的学术思想，实无以探其奥义。例如：在论述生理、病理、诊断、治疗等问题上，处处都结合四时气候、地理环境、社会生活、思想情绪等变异情况的综合分析，才能确定诊断与治疗方针等对象。这种"天人相应"的整体观念，就是《内经》里主要学术思想之一。

四、《内经》的价值及其影响

《内经》的内容，非常丰富，它一直有效地指导着临床实践，历代医家皆谓为必读之书，其价值之大，影响之深，难于一言而尽，概括提出三点以说明之。

（1）成功地总结了战国时期和战国以前的临床经验和医学理论，成为理论完整、内容丰富、总结性强的医学巨著，是现存祖国医学第一次医疗理论和经验的总结。

（2）将祖国医学的医疗和保健提高到朴素的唯物辩证观点上来，与一切迷信鬼神的唯心论作了坚决的斗争，使祖国医学的思想体系列入唯物主义的范围之中。

（3）奠定了祖国医学的理论基础。千百年来，一直有效地指导着祖国医学的临床实践。历代医家学术虽然有很大发展，但终没有脱离《内经》的思想体系规范。张仲景的《伤寒论》、刘河间的"火热论"、张子和的"攻下法"、李东垣的"脾胃论"、朱丹溪的"阴虚论"等，都是依据《内经》理论发展而来的。

五、介绍《内经选读》的基本情况和教与学的要求

本教材是根据《黄帝内经》进行选篇、选节编写而成的，它是介绍祖国医学最基本的理论知识、原始面貌的一门基础理论课程。

（一）学习目的与要求

《内经选读》是《中医学基础》后继课程，二者在内容上有着极为密切的渊源关系。根据卫生部颁发的教学计划，开设本课程的目的，在于使学生更深入地理解并掌握中医学理论体系和辩证论治的原则，进一步提高临床医疗技术水平，并培养学生阅读古典医著的能力，从而为做好继承发扬祖国医学遗产工作，打下良好的基础。

根据开设本课程的目的，要求学深学透，在深入理解的基础上全面掌握，并熟读原文。

此外，要求学生要用分析的观点来学习本课程。《内经》虽然是古代劳动人民医疗经验的总结，是祖国医学的理论源泉和医学宝库，但也必须认识到由于当时历史条件的限制，也绝不是完美无缺的理论体系，更不能说字字是珍宝，它既有民族性的精华（是主要的），也有封建性的糟粕（是很次要的）。因此，要求我们要以历史唯物主义和辩证唯物主义对待《内经》的学习。

（二）教与学的方法

1. 教的方法

（1）对每篇的篇名作以题解并说明大意。

（2）对每一自然段，根据其内容写出提示，以突出重点。

（3）针对原文进行分析，或句讲，或串讲，或分为若干概念讲。但多采用句讲，以期达到句栉字梳，昭明详尽。

（4）主要段落之末写出括语。

（5）提问。

2. 学的方法

（1）端正学习态度，纯洁学习思想。

（2）发挥主观能动性和独立思考能力。

（3）切实做好预习和复习。

参考书介绍

1.《黄帝内经素问译释》

2.《黄帝内经素问白话解》

3.《教学参考资料》

4.《类经》

5.《黄帝内经素问》

6.《黄帝内经素问集注》

7.《黄帝素问直解》

上古天真论

"上古"指遥远的古代，在我国通常指秦以前的较过时代。又，《易经备旨一见能解》："中古，是夏末周初。"在夏以前就是上古了。

"天真"，一是淳朴无邪，二是本元之气。即先天真元之气，藏之于肾，是人的生殖、生长发育和维护健康的关键。古代医务人员，对此极为重视，认为只要能保精养神，积全真气，就可能却老延年，虽老不衰。反之，若不能保合天真，即易发生疾病，或未老先衰，所以古人把它作为重要的养生之道以垂教后人。因本篇内容，主要是讨论这些问题，故以上古天真论名篇。

目的和要求

1. 理解"真气"的含义，体会中医学重视内因的理论观点。

2. 掌握"肾气"在生殖及生、长、壮、老、已生命过程中的作用。

3. 了解古代养生及防止早衰的方法，进一步体会祖国医学预防为主的思想。

【原文】余闻上古之人，春秋皆度百岁，而动作不衰，今时之人，年半百而动作皆衰者，时世异耶？人将失之耶？岐伯对曰：上古之人，其知道者，法于阴阳，和于术数，饮食有节，起居有常，不妄作劳，故能形与神俱，而尽终其天年，度百岁乃去。今时之人，不然也，以酒为浆，以妄为常，醉以入房，以欲竭其精，以耗散其真，不知持满，不时御神，务快其心。逆于生乐，起居无节，故半百而衰也。

提示：说明人体健康长寿和早衰的基本原因。

1. 保持长寿的主要方法

（1）法于阴阳：法，是取法，是摹仿的意思。"阴阳"，是指自然界的阴阳变化规律。法于阴阳，是说取法于自然界的阴阳变化规律，来调节人体的阴阳。正如张景岳所说："天以阴阳而化生万物，人以阴阳而荣养一身，阴阳之道，顺之则生，逆之则死。"本篇所说的"春夏养阳，秋冬养阴"，也就是"法于阴阳"之意。

（2）和于术数："和"是调和。"术数"是一种养生的方法。如古代的导引、吐纳和近代的"气功疗法"等，都属于术数一类。王冰："术数者，保生之大伦，故修养者，必谨先之。"

（3）饮食有节：节，节制。饮食有节，是说饮食饥饱适宜，有定时定量的节制，以免伤害脾胃。

（4）起居有常：是说在作息时间上要有一定的常规。

（5）不妄作劳："妄"，是超乎常度。不妄作劳，意思是说不论体力劳动或脑力劳动，都要有一定的限度，而不要过度疲劳。

以上五点，古人认为是养生的重要方法，必须了解和实行。故指出"上古之人，其知道者"。道，即养生的道理。张景岳："道，造化之名也。"吴崑："全真之道也。"人如能做到这些，就可以形体健康，精神旺盛，形神俱全，故能春秋皆度百岁，而且动作不衰。以尽终其天年，度百岁而去。

"春秋"指年龄而言，是一年的意思。一年之中，春为阳始，秋为阴始，古人以春秋代表说明一年阴阳寒热气候而言的。

"度百岁乃去"：度，越也，超过的意思。度百岁乃去，是说人能活到一百岁才死亡。

"天年"是指自然寿命。尽终天年，是说正命考终，而不夭折的意思。

2. 导致早衰的基本原因

（1）以酒为浆：古人对汤粥一类饮食叫作浆。若嗜酒无度，恣饮无常，把酒当作汤浆一样饱饮，必然乱性伤身，影响健康。

（2）以妄为常：生活无规律，晨昏颠倒，恣意作为，必戕贼其身。

（3）醉以入房：嗜酒纵欲，酒色并行 $\begin{cases}精竭\\真耗\end{cases}$ 精气衰竭

欲，同慾。张景岳："欲不可纵，纵则精竭，精不可竭，竭则真散。"

（4）不知持满，不时御神："持"，持守之意。"满"指精气充满。"御"，御用或使用的意思。"神"，精神，精力。

这句话的意思是说不知道保持精气的充满，经常过分使用精力。张景岳说："不知持满，满必倾覆，不时御神，神必外驰。"王冰说："不知持满，不时御神，言轻用而纵欲也。爱精保神，如持盈满之器，不慎而动，则倾竭天真。"

（5）务快其心，逆于生乐："务"，有尽量之意，"逆"是违反。"务快其心"，即随心所欲，思想无所，贪图一时快乐，而不顾损害身心的后果。"逆于生乐"就是违反养生的乐趣，如旧社会上层的花天酒地之乐。正如张景岳所说："快心事过，终必为殃。"

以上这些，都能耗真损精，伤身折寿，故未老先衰。

按语：人的衰老，固然是自然现象，但与养生之法有重要关系。养生之法能够使用得当，可以减少疾病的侵害，达到自然衰老，而延年益寿，如果违反养生之法，竭精耗真，则未老先衰，甚至夭折。故本文指出"知道者"与"不知道者"两种不同结果。这对于增强体质，提高健康水平，仍有一定的积极意义，我们可师其意，而不必泥古拘法。

【原文】夫上古圣人之教下也，皆谓之虚邪贼风，避之有时，恬憺虚无，真气从之，精神内守，病安从来？是以志闲而少欲，心安而不惧，形劳而不倦，气从以顺，各从其欲，皆得所愿。故美其食，任其服，乐其俗，高下不相慕，其民故曰朴。是以嗜欲不能劳其目，淫邪不能惑其心，愚智贤不肖，不惧于物，故合于道，所以能年皆度百岁，而动作不衰者，以其德全不危也。

提示：说明避免外邪侵袭和防止精神刺激的重要性。

1. 预防外邪的侵袭

"虚邪贼风，避之有时"

$$\text{不正之气}\begin{cases}\text{乘人体正气虚弱而入——虚邪}\\\text{乘人体防卫不密而入——贼风}\end{cases}\text{外因}$$

正如王冰所说："邪乘虚入，谓之虚邪，窃害中和，谓之贼风。"

对于能伤人的"四时不正之气"，要及时做好预防。正如《灵枢·九宫八风篇》说："日避虚邪之道，如避矢石然，邪弗能害。"

2. 防止精神刺激因素

内在刺激因素，不外乎"七情"，善于精神的修养，是消除精神刺激因素的有效方法。

（1）恬憺虚无，真气从之，精神内守，病安从来：恬音甜，憺音淡。恬憺是安静的意思。虚无，指没有什么妄想与贪求。李士材说："虚极静笃，即恬淡之极。"亦即是"清心寡欲"之意。真气又名"元气"，是产生人体一切功能活动和抵抗外邪力量的物质基础，是人体生命活动的原动力。唯有精神愉快，清心寡欲，真气才能和顺而无损伤，唯有精无妄动，神无妄伤，精神内守，真气才能集全，而无耗散。这样，内部充实，抗病力强，疾病就无法发生。

（2）志闲而少欲，心安而不惧，形劳而不倦：意志安闲而无贪，就少欲望，心神安定而无虑，就无事可恐，（孙沛："心气安舒而不自馁。"）形体虽劳，而不过度，就不疲倦。

关于形劳而不倦有三种解释，兹介绍如下：①张景岳："形劳而神逸，何倦之有。"②《素白》："形体强健的，就会劳动而不知疲倦。"③《素译》："形体虽劳动，并不使他过分疲倦。"我们认为以后说为佳。

（3）气从以顺，各从其欲，皆得所愿：精神清净，则天真之气就会和顺，心意易足，别无异求。故无难得之事，则所愿必从。正如景岳所说："惟其少欲，乃能从欲。"

（4）美其食，任其服，乐其俗，高下不相慕：美其食：饮食不择粗细，都觉得味甘可口。任其服：衣服不管好坏，皆可随便穿着。乐其俗：能适应环境，乐于习俗。高下不相慕：高下，指地位的高下。慕，是羡慕。意思是说不追求名利，不羡慕人家的地位和物质条件。

（5）嗜欲不能劳其目，淫邪不能惑其心：笃于淳朴，心无邪念，精神安定，虽身居异常境地，也目不妄视，心不妄想。

以上这些，古人认为，人人都能做得到，不论愚笨的，聪明的，贤能的，不肖的，只要能无忧无虑，心常泰然，不患得患失，也无所畏惧，并皆合乎养生之道，都能年度百岁，而动作不衰。所以吴崑说："由是则非时世之异，而人自失其道也。"

按语：本节主要说明疾病的发生和人的早衰，是由于外邪侵袭和养生不慎所致。从邪正的关系来说，外因通过内因而起作用，所以对外在的虚邪贼风，要知避，对内在的真元之气，要知守。如此内修养生之道，外避贼害之邪，自能精神内守，健康无病，从而享受到人生应有的寿命。

【原文】帝曰：人年老而无子者，材力尽耶？将天数然也？岐伯曰：女子七岁，肾气盛，齿更发长；二七而天癸至，任脉通，太冲脉盛，月事以时下，故有子；三七，肾气平均，故真牙生而长极；四七，筋骨坚，发长极，身体盛壮；五七，阳明脉衰，面始焦，发始堕；六七，三阳脉衰于上，面皆焦，发始白；七七，任脉虚，太冲脉衰少，天癸竭，地道不通，故形坏而无子也。丈夫八岁，肾气实，发长齿更；二八，肾气盛，天癸至，精气溢泻，阴阳和，故能有子；三八，肾气平均，筋骨劲强，故真牙生而长极；四八，筋骨隆盛，肌肉满壮；五八，肾气衰，发堕齿槁；六八，阳气衰竭于上，面焦，发鬓颁白；七八，肝气衰，筋不能动，天癸竭，精少，肾脏衰，形体皆极；八八则齿发去。

肾者主水，受五藏六腑之精而藏之，故五藏盛乃能泻。今五藏皆衰，筋骨解堕，天癸尽矣。故发鬓白。身体重，行步不正，无子耳。身体重，行步不正，而无子耳。

提示：说明男女生长发育和衰老过程，以及肾与五脏六腑精气盛衰的相互关系。

人年老而无子 {材力尽耶
　　　　　　 {天数然也

人年老：《灵枢·卫气失常篇》说："人年五十以上为老。"《说文解字》："七十曰老。""材力"，即精力之义，与肾气盛衰有关。肾气盛则精力强健，肾气衰则精力枯竭。"天数"，有两解：张景岳说："天数，天赋之限数也。"张隐庵说："男女阴阳气血，有始有终，有盛有衰，各有自然之天数。"当以前说为佳。根据本节内容分为两个方面介绍。

一、男女生长衰老和肾气的关系

（一）生长发育期（女子七——二七，男子八——二八）

1. 女子

（1）七岁肾气盛，齿发更长：女子七岁，张景岳说："七为少阳之数，女本阴体而得阳数者，阴中有阳也。"肾气，是禀赋于先天之气，由父母的精血结合化生而成，具有促使生长发育的作用。齿更发长：女子七岁肾气方盛，肾主骨，齿者骨之余，故齿更。更是更换，齿更俗名换牙。肾为精血之脏，发乃血之余，故发长。

（2）二七而天癸至，任脉通，太冲脉盛，月事以时下，故有子。

天癸：①指男女肾精。马莳说："天癸者，阴精也，盖肾属水，癸亦属水，由先天之气，蓄极而生，故谓阴精为天癸也。"②指天一之气。用现在语言来说，天癸就是促使生殖功能发育的物质。至，极也。天癸至，即天癸充足之意。

任脉通，太冲脉盛：任为阴脉之海，冲为经脉之海，又称血海，二者皆起于胞中，与月经胎孕有密切关系，故有冲为血海，任主胞胎之说。

何为太冲？有两解：《太素》作伏冲，因冲脉起于胞，上循脊里，故名伏冲。王冰："太冲者，肾脉与冲脉合而盛大，故曰太冲。"月事以时下：月事即月经，因其每月有事，故曰月事。以时下，指月经按月而至。

总之，皆与肾气旺盛有关：

肾气盛 $\left\{\begin{array}{l}冲任流通\\经血充盈\end{array}\right\}$ 气盛脉通，月事以时下——有子

2. 男子

（1）丈夫八岁，肾气实，发长齿更：丈夫八岁，张景岳说："八为少阴之数，男本阳体而得阴数者，阳中有阴也。"发长齿更与前同义。

（2）二八肾气盛，天癸至，精气溢泻，阴阳和，故能有子。精气溢泻：溢是指精气开始充满，泻是指精液泻出。阴阳和：阴阳指男女；和，是和合。阴阳和，就是男女媾精之意。

（二）壮盛期（女子，三七——四七；男子，三八——四八）

1. 女子

（1）三七，肾气平均，故真牙生而长极：平均，是充满的意思。真牙，即智齿，俗称尽头牙，就是最里边的两对白齿。真与齻通，丁千反，《后魏书·徐之才传》："武成生齻牙，之才拜贺曰：此是智牙，生智牙者，聪明长寿。"《康熙字典》引《正字通》："男子二十四岁，女子二十一岁当真牙生。"长极：有两个意义：一是身材长到一定的高度；一是身体也长到极盛。

（2）四七筋骨坚，发长极，身体盛壮。女子七七而天癸终，四七正及材力之中，精血充足之时。肾主骨而藏精，肝主筋而藏血，血足精充，故筋骨坚，发为血之余，故发长极。

2. 男子

（1）三八，肾气平均，筋骨劲强，故真牙生而长极。肾藏精，肝藏血，精血同为有形的物质。肾水充足，能涵养肝脏，故筋亦劲强。

（2）四八，筋骨隆盛，肌肉满壮。男子八八则数终，四八适当其半，正血气方刚之时，故筋骨隆盛于内，肌肉满壮于外。从人体生长发育过程来看，女子二十八左右，男子三十岁左右，是一个全盛时期，充满了生命的活力，这就是通常所说的青壮年。

（三）衰老期（女子，五七——七七；男子，五八——八八）

1. 女子

（1）五七，阳明脉衰，面始焦，发始堕：手足阳明脉皆行于面部，阳明为多血多气之经，衰则血气不充，故面始焦，发始堕。为何女衰自阳明始？张景岳说："女为阴体，不足于阳，故其衰也，自阳明始。"

（2）六七，三阳脉衰于上，面皆焦，发始白：三阳脉，指太阳、少阳、阳明而言。三阳经脉皆上于头，三阳脉衰，面失其荣，故颜面容华憔悴。血脉

华于色，血脉衰，故发白也。

（3）七七任脉虚，太冲脉衰少，天癸竭，地道不通，故形坏而无子也。地道不通：地道，指月经通行之路径。不通，即月经停止之意。此时冲任衰微，天癸枯竭，经水绝止，所以形体衰老失去生育能力。

2. 男子

（1）五八肾气衰，发堕齿槁。肾主骨，齿为骨之余，发为肾之华，肾气即衰，齿发失养，故会发堕齿槁。为何男衰自肾始？张景岳说："男本阳体，不足于阴，故其衰也自肾始。"

（2）六八，阳气衰竭于上，面焦，发鬓颁白：颁白：颁与斑同，鬓发颁白，谓两鬓之发半黑半白也。阳气衰于上：阳气，指三阳经脉之气。其义同女子。

（3）七八，肝气衰，筋不能动，天癸竭，精少，肾气衰，形体皆极：肝气衰：肝衰血不荣筋，故筋不能动。肾气衰：肾衰精不养骨，故形体疲极。肾水养肝木，肾气衰则肝亦必继之而衰，肝肾皆衰，不但衰无形之气，而且衰有形之体，故曰形体极。极，尽也。

（4）八八则齿发去：八八则数终而衰极，不仅发颁齿槁，而且脱落。正如王冰所说："阳气竭，精气衰，故齿发不坚，离形骸矣。"

上述几个时期的不同变化，均由于肾气的盛衰而出现的。因此，他启示人们保养肾气，不使妄泄，是提高健康水平，延长寿命的很为重要的因素，所以，人的衰老，是由于肾气衰退所造成的，正为马蒔所说："男女之老而无子者，皆由于材力之尽，非由于天数之适值也。"其实，人老而无子，与材力、天数皆有关系，但材力是重要方面。

二、肾气与五脏精气的关系

肾藏先天之精，必须有后天水谷之精为之充养，所以，五脏六腑的精气旺盛与否，关系到肾气的盛衰；而肾气的盛衰，关系到人体的生长发育，所以肾精衰少，就会出现一系列的衰老现象。

总之，本节经文，主要说明了以下几个问题。

（一）男女生长壮老的规律

发育期 { 女，七至二七 / 男，八至二八 } 肾气盛实 { 齿更 / 发长 } 天癸至 { 月事以时下 / 精气溢泻 } 阴阳

和→有生殖能力

壮盛期 { 女，三七至四七 / 男，三八至四八 } 肾气平均→真牙生筋骨坚，体壮盛发长极

衰老期 { 女，五七至七七 / 男，五八至八八 } 肾气衰→阳气衰，面焦，发堕白→

天癸竭 { 形坏 / 精少 } 无生殖能力

（二）肾与生长发育和生殖的关系

（1）肾气与肾精：从文中可以看出发育、壮盛、衰老三期，均取决于肾气的盛衰。肾气，即《难经》所说的"原气"化生于先天之精，与肾精共同构成和维持了人体的生命活动。人体的寿命虽然有其自然限度，但通过养生，使肾的精气充足，才能尽其天年；反之，则夭折。

（2）肾气与五脏的关系：发育、壮盛、衰老三期是在肾气、肾精促进下，发挥了机体整体的作用。这就是通常所说的先天促后天，后天养先天的关系。"肾者主水，受五脏六腑之精而藏之，故五脏盛而能泻，今五脏皆衰，筋骨解堕，天癸尽矣。"正是说明这个关系。

（三）年老有子的原因

肾气有余 { 一般的人——天寿过度，气脉常通 / 道者——能忘却全形 } 身年虽寿能生子也

复习思考题

谈谈真气与肾气的关系。
谈谈保养真气与保养肾气的重要作用。

生气通天论

"生气"，指人体的生命活动。"天"，指自然界。人的生命活动之气与天地间自然之气是密切相关，息息相通的。生命活动之气，概而言之，就是阴阳二气。阴是物质基础，阳是功能活动，都是非常重要的，但从生命活动来说，阳气却占主要地位。本篇内容，主要运用阴阳的理论，并以天人相应为主导思想，来阐述人与自然的关系，故以生气通天名篇。

目的和要求

1. 掌握阳气在人体生理、病理中的重要作用及其临床意义。

2. 掌握阳气阴精的相互联系，以及"阴平阳秘，精神乃治，阴阳离决，精气乃绝"的含义。

3. 理解自然界阴气、阳气升降消长的规律及其与人体相通应的理论。

4. 结合药物的性味，理解五味入五脏的理论及其临床意义。

【原文】阳气者，若天与日，失其所，则折寿而不彰。故天运当以日光明。是故阳因而上，卫外者也。

提示：以日光比类阳气，从而说明阳气在人体中的重要性。

（1）失其所：所，作处所和功能讲。张志聪："失其所居之位，所运之机。"失其所，是指人体阳气失其常。《太素》所作"行"。

（2）折寿而不彰：折，损也，有减少之意。不彰，即不显明。又：不彰，淹没的意思，高士宗："不彰著于人世矣。"阳气时于人体就像太阳于天体一样，假如天上没有太阳，则黑暗无光，万物不能正常生长，而人身的阳气如果失其正常功能，就不知不觉地夭折寿命。

（3）天运当以日光明：天运，指天体的运动。

张景岳："天不自明，明在日月，月体本黑，得日乃明，此天运当以日光明也。日即阳也，阳即明也，阳之所在，明必随之，明之所及，阳之至耳。"

天以日之光明为光明，人以身之阳气为寿命之本。

（4）阳因而上，卫外者也：因为阳气有向外、向上的作用，故能卫外。所以《太素》作"是故阳因上而卫外者也"。

马莳："故天运当以此日以为之光明，人当有此阳气以为之卫外。是故阳气因而上行于皮肤分肉之间，所以卫外者也。"

高士宗："阳因而上，其体为天，卫外者也，其体为日，此阳气之若天与日也。"

人体健康无病，主要是阳气卫外的作用。若卫外不固，邪即乘虚而入，故《灵枢·禁服篇》说："审察卫气为百病母。"

【原文】因于寒，欲如运枢，起居如惊，神气乃浮；因于暑，汗，烦则喘喝，静则多言，体若燔炭，汗出而散；因于湿，首如裹，湿热不攘，大筋软短，小筋弛长。软短为拘，弛长为痿；因于气，为肿，四维相代，阳气乃竭。

提示：说明阳气失常，卫外不固，外邪即易乘虚袭人而为病。

（1）因于寒，欲如运枢，起居如惊，神气乃浮。

运枢：历代医家有不同见解。

（1）王冰："欲为运枢，谓内动也。……言因天之寒，当身居周密，如枢纽之内动，不当烦扰筋骨，使阳气发泄于皮肤而伤于寒毒也。"

（2）张隐庵："夫阳气生于营阴，由枢转而外出，风寒之邪，皆始伤皮毛气分，是故因于寒，而居身之阳气，当如运枢以外应。"

（3）吴崑："运：旋转也，枢，天枢也，是为北极，言阳气卫外为固，欲如天运于上，枢机无一息之停。"

（4）孙沛："心之所欲，贵乎有节，若如枢运不息，则劳甚矣，外则起居不宁，内则神气外浮，皆过劳所致。"

《素问白话解》："欲心妄动，心神就像运枢一样的不安宁。"

以上各家注解都有道理，但根据本条经文之义，应以张注为合理。因为本条经文是在"阳气者，若天与日……"之下，人身阳气有开阖启闭的功能，当外寒入侵时，阳气就要发挥其抗邪作用，拒之于外，而不得入内，这种功能就叫阖。起居如惊，神气乃浮是阳气失宁状态。

（2）因于暑，汗，烦则喘喝，静则多言，体若燔炭，汗出而散。汗：暑为阳邪，其性弛缓，故暑邪侵入，则皮肤缓而腠理开，故多汗。烦：暑中有火，心厌火，暑邪内扰心神，故心中烦乱。喘喝：肺乃心之盖，火邪刑金，金失清肃，故喘促而喝喝有声。静则多言：暑邪入心，神明被扰，热邪燔灼，气伤神虚，故不见身形之烦躁，而反见多言多语之特征。体若燔炭，汗出而散：

燔炭，是炽热的火炭。体若燔炭，是身发高热的形容。对本句理解有两说：

张隐庵："天之阳邪，伤人阳气，两阳相搏，故体若燔炭。阳热之邪，得吾身之阴液而解，故汗出乃散也。"

张景岳："此言暑之阴者也，故体热若燔炭，必须汗出，邪乃得解。"

二氏之说应以景岳之说为合理。因暑证有静而得的，有动而得的，如东垣云："暑热于深宅大厦得之者，名曰中暑，其病必头痛恶寒，身形拘急，肢节疼痛而烦心，肌肤火热无汗。此为房室之阴寒所逼，使周身阳气不得伸越也。"此证在暑月，多由于乘凉过久，或露宿于外，肌肤受邪，寒邪外束而产生头痛恶寒，发热无汗等证。治疗须用香薷饮之类辛温发汗以解其寒。

按语：本节经文应作以下调整：将"欲如运枢，起居如惊，神气乃浮"。移于"阳因而上，卫外者也"之后。"因于寒"移于"体若燔炭"之前，将"欲如运枢"作欲心内动解释，如孙沛云："心之所欲，贵乎有节，若如枢运不息，则劳甚矣，外则起居不宁，内则神气外浮，皆过劳所致。"这样较为合理，另外《太素》作"运枢"（是说运动不灵，喻志意不畅），有其道理。

此外，徐灵胎、薛生白、吴崑等医家，都认为这两句应移于"因于寒"之下。同时把"起居如惊，神气乃浮"移于"阳因而上，卫外者也"之下。这也符合临床实际，有待进一步探讨。

（3）因于湿，首如裹，湿热不攘，大筋软短，小筋弛长。缕短为拘，弛长为痿：首如裹：头为诸阳之会，清气之府，若被湿浊之气蒙冒，则清窍不通，阳气阻遏，故觉头沉重而不爽利，似乎有物蒙裹。

湿热不攘：攘，是除或退的意思。湿邪不除，郁而化热，湿热胶结，如油和面，极难分解，故湿热为病，缠绵难愈。

大筋缕短，小筋弛长：缕音软，缩也。弛与弛同。大筋连于骨节之内，小筋络于骨肉之外。若大筋受湿热之邪。则血伤，血不养筋，故缕短而为拘挛不伸，小筋受湿热之邪则柔弱，弱则弛长，故痿弱无力。

（4）因于气，为肿，四维相代，阳气乃竭：

1）张景岳："因于气者，凡卫气、营气、脏腑之气，皆气也，一有不调，均有致疾。四维，四肢也，相代。更迭而为病也。因于气为肿，气道不行也。"

2）马莳："因于气证所致者，凡怒则伤肝，肝气有余，来伤脾土，脾土不能制水，水气泛溢于四肢，而为肿胀之疾。"

3）高士宗："气犹风也……因于气而为肿者，风淫末疾，四肢肿也。四维相代者，四肢行动，不能彼此借力而相代也。"

4）胡澍："此气指热气而言，上云寒暑湿，此若泛言气，则与上文不类，故知气为热气也。阴阳应象大论曰：‘热胜则肿。’"

5）张隐庵："盖阳气伤而不能运行，则荣血泣而为肿矣。"

以上诸论各有道理，但有些与本节上下文精神似为不符。本节经文论述阳气不能卫外所产生的一系列疾病。我们认为以阳气虚不能运行，而致水湿停聚，产生浮肿来解释较为合理，为脾虚浮肿，是临床常见证候，同时与"阳气乃竭"也能贯通。

"四维"除作四肢解释外，尚有不同意见。张琦在《素问释义》中说："四维四肢也，本阳虚而为四肢寒暑湿所乘，则阳气竭绝。"湖北中医学院有专家认为："四"是指上文所说的风、寒、暑、湿等四种邪气维系不离而相互更迭伤人。但此说亦有不足之处，可作参考，犹待进一步研究。

按语：上节和本节，说明阳气在人体的重要作用，犹如日光普照大地一样，阳来则物生，阳去则物死。同样，人体的阳气失常，六淫之邪，即易伤害人体。前一段乃以日比阳而言，后一段历举阳气不固，寒暑湿气之邪，即易伤人为病，是从病变说明阳气的重要性。

【原文】阳气者，烦劳则张，精绝，辟积于夏，使人煎厥；目盲不可以视，耳闭不可以听，溃溃乎若坏都，汩汩乎不可止。

提示：说明煎厥的成因及症状。

1. 成因

"阳气者，烦劳则张，精绝，辟积于夏。"

人体阴阳经常维持在平衡状态，平则为常，偏则为病。若烦劳（烦，劳于心也，劳，劳于力也）过度，则阳气亢盛于外，阴精耗损于内。这种情况若重复地发展下去，到了夏天，加上炎暑的重灼，阴精更伤而致气逆，亢阳上扰空窍，发生煎厥之证。由此可见，煎厥的形成，就是阳亢阴亏所致。称煎厥者，由于阳亢，阴精被煎熬，故名煎厥。煎，是形容词。

2. 症状

烦劳太过→阳亢盛→阴精耗竭→煎厥

对于"辟积"有不同解释：

（1）目盲不可以视，耳闭不可以听：肾开窍于耳，肝开窍于目，精气竭绝，内失所养，而外失所用。正如高士宗所说："精气不注于目，故目盲不可以视，精气不充于耳，故耳闭不可以听。"

（2）溃溃乎若坏都，汩汩乎不可止：溃溃，是水决口而乱流的样子。坏都：张景岳："都，城郭之谓。"马莳："都，所以防水。""汩汩"：汩音骨，是水流不止的样子。这是形容煎厥病势突然发作的严重情况，处于昏然不知、莫名所若的状态，其目盲耳聋之势重而且危，好像河堤决口，水流横溢不可收拾。

《新中医》1979 年 4 期，安徽省徽州地区人民医院中医科程亦成，对"煎厥"有新的见解，他说："溃，乱然。汩汩应为水波涌出之声。'溃溃乎若坏都'，是进一步解释'目盲不可以视'，言两目见房屋倾斜晃动而不欲视，即眩晕也；'汩汩乎不可止'是进一步解释'耳闭不可以听'，言耳内轰轰作响不止有碍于听，即耳鸣也。阳旺化风可以见到眩晕耳鸣，符合'煎厥'病机。"据此程亦成把"若坏都"释为都市房屋崩塌，是有道理的，符合"煎厥"的病机。可作参考。

【原文】阳气者，大怒则形气绝而血菀于上，使人薄厥。有伤于筋，纵，其若不容。汗出偏沮，使人偏枯。汗出见湿，乃生痤痱，高粱之变，足生大丁，受如持虚，劳汗当风，寒薄为皶，郁乃痤。

提示：列举阳气不固所引起的各种病证并论述其机制。

1. 薄厥

（1）大怒则形气绝而血菀于上，使人薄厥："绝"是阻绝，经络阻绝不通之义，不能理解为断绝。菀同郁。怒为肝志，肝为藏血之脏。大怒伤肝，怒则气上，血随气涌而上逆，以致升降失常，气血逆乱，脏腑经络气机阻绝不通，血郁于头部，扰乱精明之府，因而发生薄厥之病。

血菀于上，有不同解释：

1）上，作上焦解。张景岳："血逆妄行，菀积于上焦也。"

2）上，作胸中解。吴崑："怒则气逆于肝，迫血上行，而菀积于胸中矣。"

3）上，作心胸解。王冰："大怒则气逆而阳不下行，阳逆故血积于心胸之内矣。上，谓心胸也。"

根据经文之义，我们认为"上"应指头部，"头为精明之府"，今因大怒，气血并走于上，菀于精明之府，扰乱神明。

（2）使人薄厥：

张景岳："相迫曰薄，气逆曰厥，气血俱乱，故为薄厥。"

大怒伤肝→气升血逆→菀于头部→薄厥

本文对薄厥的症状，虽未明确指出，但根据病证在头的线索，当有头痛、眩仆等症状。

有伤于筋，纵，其若不容："纵"，弛缓也，即四肢痿废。"不容"：容，是受的意思，不容，是指肢体不受意志的支配。如张志聪说："筋伤而弛纵，则肢体有若不容我所用也。"这是薄厥之后，出现的肢体瘫痪，由于肝主筋藏血，肝伤则筋脉失养，所以肢体松弛不收。

2. 偏枯

"汗出偏沮，使人偏枯"：

对偏沮有两解：一作阻塞，如马莳说："人当汗出之时，或左或右，一偏阻塞而无汗。"一作湿润，如张志聪说："如汗出而上半身沮湿者，是阳气虚而不能充身遍泽。"

人身阳气，通会于肌腠皮毛，有开有阖，有出有入。阳气若虚，不能周于身，而致平衡协调失常，故偏于半身出汗。也可由于病邪客于身半，营卫运行受阻，而见受邪一侧无汗。日久筋肉失养，可能发生半身不遂症，或肌肉萎缩症。

偏沮一侧是健侧还是患侧有不同认识，如孙沛云："其无汗之半身因阳气尚充，故运用如恒，惟有汗之半身，因阳气日泄，阴液日涸，筋失所养，势必枯槁，遂成半身不遂之证。"

3. 皶、痤痱、疔疮

（1）汗出见湿，乃生痤痱：痤，是小疖，痱，是痱疹。

人当汗出之时，玄府开张，阳气发泄，若受水湿之寒以遏之，则热郁皮内，湿气凝结，遂为小疖汗疹之疾。

（2）高梁之变，足生大丁，受如持虚：高梁，即膏梁。膏是指脂肪类食物，梁是指精细的饭食。丁同疔。疔为恶疮之一，表面为疔盖，根深，色紫黑，来势凶猛，若不急治，预后不良。这里泛指严重恶疮。

多食肥美厚味，往往壅滞阳气，变生热毒，热腐肌肉而为疔疮。足生大丁的"足"，应作能或多讲，王冰释为手足之足，乃误。

（3）劳汗当风，寒薄为皶，郁乃痤：皶：音渣，粉刺。

劳累汗出，体疲卫虚，又复坐卧则当风，寒邪侵袭肌肤，凝聚脂液为皶，若郁久生热，可变生为小疖。

【原文】阳气者，精则养神，柔则养筋。开阖不得，寒气从之，乃生大偻，陷脉为瘘，留连肉腠，俞气化薄，传为善畏，及为惊骇。营气不从，逆于肉理，乃生痈肿。魄汗未尽，形弱而气烁，穴俞以闭，发为风疟。

提示：阳气失常，可以导致偻瘘、畏、惊、痈、疟等证。

1. 阳气与神、筋的关系

"阳气者，精则养神，柔则养筋。"

人身阳气，不但通会于肌腠，外卫于皮肤，而且可以内化为精微以养五脏之神，外融为津液，以养全身之筋。神之灵通变化，筋之运动便利，皆阳气之功能也。若阳气失常，则神明乱而筋骨废。人的一切生命活动，都离不开阳气的温养，如神得阳气的温养，才能保持正常的精神意识、思维活动；筋得阳气的温养，才能屈伸自如。若阳气失常，则神明乱而筋骨废。

　　2. 阳气失常后的几种病变

　　（1）开阖不得，寒气从之，乃生大偻：人的腠理开阖，是根据气候变化和人体活动情况而或开或阖，各得其宜。若司开阖之卫气失常，当开不开，当阖不阖，寒邪乘虚而侵入，结于筋络之间，缩急不伸，日久则成偻。

　　按语：偻多属督脉病变，由于阳气大虚，风寒来袭，耗伤脊髓，脊骨失养，以致脊骨突起，成为伛偻。可用斑龙丸加减治之。

　　（2）陷脉为瘘，留连肉腠：陷，内陷也。瘘，是瘘疮。寒气深入于血脉之中，则气寒血凝，日久成瘘。因邪结不散，留连于肌肉之间故常缠绵难愈。

　　按语：瘘疮，多为阴证，为寒邪入脉，血流凝涩，久则成瘘。瘘，漏也，脓水淋漓，经年不愈。此处所说之瘘，正属此类。然而瘘亦有属于痰火和湿热的，如瘰瘘和痔瘘，多不属于寒。应注重辨证。

　　（3）俞气化薄，传为善畏，及为惊骇：俞，即俞穴。薄，是迫的意思。

　　五脏之俞，皆在于背，寒气中背入俞，随俞穴之气而内迫于脏。脏伤神不安，故或为畏，或为惊骇。吴崑盖脏主藏神，今为邪气所薄，故神不安如此，此阳气被伤，不能养神之验。

　　（4）营气不从，逆于肉理，乃生痈肿："肉理"吴崑："肉理，腠理也。""不从"，不顺之意。

　　营行脉中，并有一定的循行规律。若果寒气入脉，营行失顺而阻逆于肌肉之中，雍结日久，郁而化热，热腐肉为脓，故生痈肿。王冰："营逆则血郁，血郁则热聚为脓，故为痈肿也。"

　　（5）魄汗未尽，形弱而气烁，穴俞以闭，发为风疟："魄汗"，说法不一：

　　1）张景岳："魄，阴也，汗由阴液，故曰魄汗。"

　　2）马元台："肺经内主藏魄，外主皮肤，故所出之汗，亦可为之魄汗也。"

　　3）本讲义释为"血汗"：汗出未止，卫虚肌疏，形气正在消弱之时，突受风寒，俞穴随闭，邪气留止，郁而为疟。以所病在风，故曰风疟。

　　【原文】故风者，百病之始也，清静则肉腠闭拒，虽有大风苛毒，弗之能害，此因时之序也。

　　提示：说明风邪的致病特点和正气的抗病作用。

1. 六淫之气，风居其首

"故风者，百病之始也"：此乘上文所言之病，多因风邪而引起，故称风为百病之始。

张志聪："风者善行而数变，入于肌腠则及经脉，或为寒中，或为热中，或为偏枯，或成积聚，或入府而生，或于脏而死，邪气淫泆，不可胜论，故曰风者，百病之始也。"总之，风为各种疾病的始因，为六淫邪气的先导。

2. 培养正气，以御外邪

本文指出两点：

（1）清净则肉腠闭拒：清净，包括身心两个方面。即身不妄劳，心无邪念，形神清净，则阳气固密，抗病力强。

（2）因时之序：春生夏长，秋收冬藏，此即时令之序，也就是四时的规律，人在"气交"之中，亦随着季节气候的变化而变化，因此，人要随时令之序，顺从阴阳的规律，做好调摄，才能健康少病。

如果能够做到以上两点，则阳气固密而腠理闭，虽有大风苛毒，弗之能害。

大风苛毒，即强烈的致病因素。"大"含有厉害的意思。苛，重也。

【原文】故病久则传化，上下不并，良医弗为。故阳畜积病死，而阳气当隔。隔者当泻，不亟正治，粗乃败之。故阳气者，一日而主外。平旦人气生，日中而阳气隆，日西而阳气已虚，气门乃闭。是故暮而收拒，无扰筋骨，无见雾露，反此三时，形乃困薄。

提示：主要说明阴阳失调后的不良后果和人在一日之中的阴阳变化。

1. 阴阳失调后的病证

（1）故病久则传化，上下不并，良医弗为："并"是交通的意思。"上"指阳，"下"指阴。

病久，为邪气留连不去之候，邪不去，就有传化之变，传者，是由表入里，由浅入深；化者，是或化寒，或化热，或化燥，或化湿等。这标志着疾病进展情况。如果到了阴阳相离、不相交通的阶段，虽有良医，亦无能为力了。

（2）阳畜积病死：畜，同蓄。阴阳不交，而阳自阳，阴自阴。阳气蓄积过甚，阳亢无阴，易致暴病而死。

（3）阳气当隔：隔者当泻，不亟正治，粗乃败之；"当隔"：当作挡讲。

"亟"，有急和迅速的意思。"粗"：指粗工，是技术不高明的医生，不能迅速给予正确治疗，就会造成死亡。《太素》作"旦乃败亡"（是泛指日内就可死亡），可取。

按语：此乃阳亢阴竭之危证，仲景急下存阴之法盖本于此。

2. 人在一日中的阴阳消长变化

阳气者，一日而主外：平旦人气生，日中而阳气隆，日西而阳气已虚，气门乃闭。"平旦"，是日出的时候。"人气"，人之生气，即阳气也。"隆"，盛的意思。"虚"，减的意思。"气门"即玄府，因其能行营卫之气，故曰气门。

自然界的阳气变化，在一日之中，是根据日出、日午、日西而渐长渐衰的，而人身之阳气亦随着自然阴阳的消长而消长。但应明确，"日西而阳气虚"非是整体阳气虚，乃阳气闭藏于内的关系。

是故暮而收拒，无扰筋骨，无见雾露，反此三时，形乃困薄。"三时"，即平旦、日中、日西。

人当日西而阳气虚之时，应静而勿劳，以免扰乱阳气，抗邪无力。反之，若违反"三时"的阳气活动规律，阳气受损，形体就要被邪气困扰而衰薄。张景岳："此所以顺阳气也，阳出而出，阳藏而藏。暮时阳气藏于阴分，故动宜收敛，以拒虚邪。无扰筋骨，则阳不耗于内，无见雾露，则邪不侵于外。若劳扰不分朝暮，反此三时，则阳气失养，形体劳困衰薄矣。"

按语：此说有一定道理，是摄生护阳的方法，但有些消极适应，没有看到人体功能的积极能动性。

【原文】岐伯曰：阴者，藏精而起亟也，阳者，卫外而为固也。阴不胜其阳，则脉流薄疾，并乃狂。阳不胜其阴，则五脏气争，九窍不通。是以圣人陈阴阳，筋脉和同，骨髓坚固，气血皆从。如是则内外调和，邪不能害，耳目聪明，气立如故。

提示：说明阴阳在人体相辅相成和相互为用的关系。

1. 阳气阴精的相互关系

（1）阴者，藏精而起亟也："起亟"，有不同解释。

1）张景岳："亟，即气也，观阴阳应象大论曰：'精化为气'即此藏精起亟之谓。"

2）张隐庵："阴者主藏精，而阴中之气，亟起以外应。"

3）马莳："卫气有所应于外，营气即随之而起矣，夫是之谓起亟也。"

根据经文之义，我们认为以张隐庵和马莳之解为合理，景岳之解，未免牵强。亟，有急速之义，即是说，阳气在外有所动，阴气在内亟起以应之。

阴者藏精：阴，统指人体津液精血而言。精，专指最精粹的营养物质。阴者藏精，是说津液血脉中藏有最宝贵的营养物质。

（2）阳者，卫外而为固也：阳在外，阴在内。在内之阴必须有在外之阳为之固守，才能更好地发挥作用。张隐庵："阳者，主卫外而为阴之固也。"

阴者，藏精而起亟也，阳者，卫外而为固也。阴精藏于五脏，有不断供应阳气需要的作用，阳气行于外起着护卫体表固密阴精的作用。二者相互依存，相互为用，共同维持着人体的生命活动。

2. 阴阳偏胜的病变

（1）阴不胜其阳，则脉流薄疾，并乃狂："薄"，相迫之意。"疾"，急数也。"并"，加重之意。阴不胜阳，而阳独亢，脉为热迫，故流急而薄，甚者，热扰神明，发为狂证，即"重阳者狂"之义。此乃阳脉阳证之外见者。

（2）阳不胜阴其阴，则五脏气争，九窍不通："争"，不和与争扰之意。

阴盛则阳愈虚，阳虚则运化功能失调，五脏不和，交争壅塞，而致九窍不通。此乃阴多阳少，生机消沉，若有冬无夏之象。脏为阴，其气通于九窍，阴寒内盛，阴主凝塞，故脏气争而九窍闭。

3. 调和阴阳摄生防病

人能掌握阴阳这一关系特点，就可获得良好的作用和效果。从以下两点来说明：

（1）是以圣人陈阴阳，筋脉和同，骨髓坚固，气血皆从。

"陈"，是顺从和掌握之意。人能掌握阴阳，使之各安其位，各得其宜，因而筋脉和同，骨髓坚固，气血皆从。皆从，是皆从其道而不逆乱。

（2）如是则内外调和，邪不能客，耳目聪明，气立如故。

内为阴，外为阳，内外之阴阳调和，则生机旺盛，抗御力强。故邪不能害。

张景岳："耳目聪明，以九窍之要者言，神气之全可全知也。人受天地之气以立命，故曰气立。然必阴阳调和而后气立如故。"

"气立如故"：除张景岳此解外，还有如下见解：

1）王冰："邪气不尅，故真气独立而如常。"

2）张志聪："本经《素问·五常政大论》曰：根于中者命曰神机，根于外者命曰气立。又曰：出入废则神机化灭，升降息则气立孤危。"

按语：根据经文之义，"气立如故"。以王氏之解为切要。

【原文】风客淫气，精乃亡，邪伤肝也。因而饱食，筋脉横解，肠澼为痔。因而大饮，则气逆。因而强力，肾气乃伤，高骨乃坏。

提示：说明风、食、饮、劳为病。

（1）风客淫气，精乃亡，邪伤肝也："淫气"：有不同解释。

1）张景岳："淫气者，阴阳之乱气也。"

2）高士宗："言风邪客于人身，而为淫乱之气也。"

3）张志聪："风为阳邪，克于肤表，则淫伤于气矣。"

按语："淫"，浸淫，应作渐渐损害解。因风为阳邪，渐而化热，伤害元气，精血也因之耗损。精，泛指精血津液而言。风气通于肝，肝主藏血，故先伤肝。

（2）因而饱食，筋脉横解，肠澼为痔："横解"，当弛张讲。高士宗："横散懈弛也。""肠澼"，即痢疾。指肠中澼积，表现为便下脓血一类疾患。"痔"：痔疮。

阳明为多气多血之腑，过饱则胃肠滞塞，经脉还流受阻，弛而充血，胃肠呈现实而不通状态，郁而化热，热伤血络，故发便下脓血之病。此即痹病篇"饮食自倍，肠胃乃伤"之谓。

（3）因而大饮则气逆："大饮"有两解。

1）张志聪："夫饮入于胃，脾为转输，肺气通调，肺主周身之气，气为邪伤，而复大饮，则水津不能四布而气反逆矣。"

2）张景岳："酒夹风邪，则辛走肺，故肺布叶举而气上奔也。"

按语：二张之释，一为水饮，一为饮酒。证之实践，应以景岳之说为安。

（4）因而强力，肾气乃伤，高骨乃坏："高骨"，指腰脊椎骨而言。张景岳："高骨，腰之高骨也。"

肾主骨，腰为肾之府，若强力入房（房劳过度），或长期从事体力劳动，皆能伤肾，而致腰骨败坏。历代医家把"强力"多释为房劳，不够全面。

【原文】凡阴阳之要，阳密乃固，两者不和，若春无秋，若冬无夏。因而和之，是谓圣度。故阳强不能密，阴气乃绝。阴平阳秘，精神乃治；阴阳离决，精气乃绝。

提示：体内阴阳平衡、协调，是生理正常的基本原则。

1. 人体阴阳应保持平衡和协调

（1）凡阴阳之要，阳密乃固："要"，紧要、关键的意思。"密"，是致密、安宁的之意。"固"，固守。

"阳密乃固"，不仅是指阳的一方，而且包括阴的一方在内。正如张景岳说："阳为阴之卫，阴为阳之宅，必阳气闭密于外，无所妄耗，则邪不能害，而阴气完固于内。"在阴阳平衡中，阳气是矛盾的主要方面，只有阳气固密，阴精才能固守。

（2）因而和之，是为圣度："圣度"：度，是法度，圣度，是最好的法度。

"因而和之，是为圣度"，包括养生和治疗两个方面的意义。

1）张隐庵：“是谓圣人调养之法度。”

2）李念莪：“泄其太过，补其不足，俾无偏胜，圣人之法度也。”

（3）阴平阳秘，精神乃治：“平”，是静的意思。“秘”，是固的意思。“治”，是治理、不乱的意思。

李念莪：“阴血平静于内，阳气秘密于外，阴能养精，阳能养神，精足神全，命之曰治。”

2. 体内阴阳失调的病变和预后

（1）两者不和，若春无秋，若冬无夏：“两”，指阴阳。“和”含有平衡协调的意思。春夏为阳，秋冬为阴，此以形容和比喻说明人身阴阳的不平衡现象。有春无秋，是为阴不胜其阳而阳气盛；有冬无夏，是阳不胜其阴而阴气盛。这即是“阴盛阳衰”和“阳盛阴衰”的不平衡情况，这种情况，在自然界，对万物不利，在人体，则疾病发生。

（2）阳强不能密，阴气乃绝：“强”，亢盛之意。阳气亢盛，孤阳独用，不能固密，同时阴液因之耗损而竭绝。如温热病，阳亢而大热、大汗、大渴，最后导致阴液内竭。

（3）阴阳离决，精气乃绝：“离决”：离，分离。决，决裂。“精气”，指人的生机，即精气神。

阴阳失去协调而离决，则阴为孤阴，孤阴不长，独阳不生，不生不长，必致精竭气散。

【原文】因于露风，乃生寒热，是以春伤于风，邪气留连，乃为洞泄；夏伤于暑，秋为痎疟；秋伤于湿，上逆而咳，发为痿厥；冬伤于寒，春必病温。四时之气，更伤五脏。

提示：主要说明“伏邪”为病。

释义：

（1）因于露风，乃生寒热：露风，即雾露风邪，其性寒凉，如夏夜乘凉过久，或晓行衣着不慎，寒邪即易乘虚入侵而为病。阳气因寒邪入侵而内拒，阴阳相搏，故生寒热。

（2）春伤于风，邪气留连，乃为洞泄：春季多风，木旺于春，风气通于肝。春伤风邪，即时发病者为外感，若不即时发病者，邪气留连日久，则风淫木旺，克制脾土，脾虚则失健运，故为洞泄。

（3）夏伤于暑，秋为痎疟：夏受暑热之邪，郁于内而未发，续至秋令，复感秋凉，触动伏邪，热欲外出而寒御之，寒欲内入而热拒之，阴阳相薄，寒热交争，故为疟。

（4）秋伤于湿，上逆而咳，发为痿厥。

张景岳："湿土用事于长夏之末，故秋伤于湿也。"伤湿之后，郁而成热，上乘于肺，肺失清肃，故上逆而咳。若湿气下行伤筋，筋弛长，故为痿厥。"厥"不一定是指下肢逆冷。

（5）冬伤于寒，春必病温：冬伤于寒，寒毒藏于阴分，郁久化热，至春阳气发越，邪从内作，新邪外应，乃遍而为温病。

（6）四时之气，更伤五脏：四时之气，即风寒暑湿之气，对于更伤五脏，历代医家有不同见解：

1）高士宗："春夏秋冬，五脏之所主也，故四时之气，所以申明上文之意者为此。"

2）孙沛（著《黄帝内经素问玄解》）："四时风寒暑燥之邪气，不但病人身之阴阳气化，更伤及五脏。"

3）张景岳："风暑寒湿，迭相胜负，故四时之气，更伤五脏。"

按语：以上三说，高氏以对比之意为解；孙氏以进一步之意为释；张氏则以更替之意为注。根据本节经文之义，应以景岳之说为妥。

【原文】"阴之所生，本在五味；阴之五官，伤在五味。是故味过于酸，肝气以津，脾气乃绝。味过于咸，大骨气劳，短肌，心气抑。味过于甘，心气喘满，色黑，肾气不衡。味过于苦，脾气不濡，胃气乃厚。味过于辛，筋脉沮弛，精神乃央。是故谨和五味，骨正筋柔，气血以流，腠理以密，如是则骨气以精，谨道如法，长有天命。"

提示：主要说明饮食五味与阴阳平衡的关系。

解释：

（1）阴之所生，本在五味，阴之五官，伤在五味：阴，指阴精，泛指精血津液而言。五味，指饮食。五宫，指五脏本体。人体阴精的产生是来源于饮食的五味，而五味偏胜，又可以损害五脏而致病。

（2）味过于酸，肝气以津，脾气乃绝：酸入肝而补肝，若嗜食酸味，则肝气必然过盛克害脾土，以致脾气衰竭。

"津"有两解：

1）张景岳："津，溢也。酸入肝，过于酸则肝气溢，酸从木化，木实则克土，故脾气乃绝。"

2）张志聪："酸味入肝，若过于酸，则肝多津液，津溢于肝，则脾乃绝其转输矣。"

按语：二氏之解，虽略有不同，但都是太盛之意。

（3）味过于咸，大骨气劳，短肌，心气抑：劳，伤也。大骨即高骨。咸入肾，肾主骨，故多食咸味则伤肾，肾伤则大骨亦伤，而发生腰酸痛楚之病。为什么还会出现短肌、心气抑呢？

肾水盛 $\begin{cases} 侮土——脾主肌肉——肌肉短缩 \\ 克火——水气凌心——心气抑郁不舒 \end{cases}$

肾水为何而盛？一则由于肾伤而化气行水功能失常所致，一则由于咸从水化而然。

（4）味过于甘，心气喘满，色黑，肾气不衡：甘入脾，其性滞缓，过食甘则土气壅实，运化失常，便可引起心下（胃脘）胀满而气逆不舒。马莳则谓："脾邪有余，子来乘母。"张志聪则谓："土实则心气不能传之于子，故喘满也。"二说可作参考。肾主水，其色黑，水受土制，故色黑而肾气不平。正如张景岳曰："甘从土化，土胜则水病，故黑色见于外，而肾气不衡于内。衡，平也。"

（5）味过于苦，脾气不濡，胃气乃厚：濡是滋润，厚即胀满呆滞之意。心属火，苦乃火之味，过食苦则火旺土焦，津液不润，脾土失沃而不濡，不能为胃行其津液，故胃气呆滞而胀满。

（6）味过于辛，筋脉沮弛，精神乃泱：沮：张景岳："沮，坏也。" 张志聪："沮，遏抑也。" $\Big\}$ 二说皆通。

辛能散气而耗津，过食辛味，则肺燥津伤，输布功能失常，筋脉失其养故沮弛。气散津伤，则精神耗损，故发生精神衰弱等现象。

（7）谨和五味，骨正筋柔，气血以流，腠理以密：饮食五味，既不可太过，又不能缺少，而贵得其平，平则无偏胜之患。只有这样，才能使机体保持正常的健康状态。

高士宗："五味和，则肾主之骨以正，肝主之筋以柔，肺主气，心主之血以流，脾主之腠理以密。"

（8）如是则骨气以精，谨道如法，长有天命：如是，指"谨和五味"而言。谨道如法，是谨守养生之道。天命即寿命。骨气是指肾而言，肾为先天之本，五味适当，五脏得养而精充，肾能得五脏六腑之精而藏之，则肾气壮旺，肾气盛则身体强健而寿永，故曰长有天命。

阴阳应象大论

本篇是以自然事物的阴阳征象，来比类人体的脏腑气血，从而阐明阴阳学说应用于医学的重要基本理论。正如马莳所说："此篇以天地之阴阳，万物之阴阳，合于人身之阴阳，其象相应，故名篇。其义无穷，学者当熟记之。"

【原文】黄帝曰：阴阳者，天地之道也，万物之纲纪，变化之父母，生杀之本始，神明之府也。治病必求于本。

提示：说明阴阳是宇宙间万物变化的总纲。也是阴阳的总纲，这句话也是阴阳的总概念。而医学的辨证论治法则，亦必本于阴阳。

（1）阴阳者，天地之道也：天地即宇宙或自然界。道，即法则、规律。天地之道，就是说明阴阳是宇宙事物变化、生成、发展的规律。所谓一阴一阳之谓道，正如孙沛所说："太极生阴阳两仪，天地之判，在天之日月，在地之山水，以及四时昼夜，莫非阴阳之作用，故阴阳为天地之道。"

（2）万物之纲纪：大者为纲，小者为纪，总之为纲，散之为纪。因万物都有对应的两个方面，总万物而言，只是一阴一阳，及散为万物，亦无不各具一阴一阳。可见，阴阳贯乎万物之始终，无论总散分合，皆离不开阴阳之道。

（3）变化之父母：父母，作起始或根源解。变和化，虽然都是说明事物发展变化，但有量和质的不同。变为化之渐，是渐变过程，化为变之成，是突变飞跃，为自少而壮，自壮而老，则为变；自有而无，自无而有则为化。在一定条件下，阴可变为阳，阳可变为阴，变化虽多，无非阴阳之所生，故为之父母。

（4）生杀之本始：生，是新生。杀，是毁灭。本，是根本。始，是终始。其生其死，其始其终，皆由于一阴一阳的变化。同时这个变化，也就是万物生长毁灭的根本。正如张景岳说："生杀之道，阴阳而已，阳来则物生，阳去则物死。凡日从冬至以后，自南而北谓之来，来则春为阳始，夏为阳盛，阳始则温，温则生物，阳盛则热，热则长物。日从夏至以后，自北而南，谓之去，去则秋为阴始，冬为阴盛，阴始则凉，凉则收物，阴盛则寒，寒则藏物，此阴阳生杀之道也。"

（5）神明之府也：神明，高士宗曰："阴阳不测谓之神，阴阳昭著谓之明。"府，是府库居舍，藏物之所。阴阳之于万物，自生而长，而收，而藏，或自幼而壮，而老，而死，日渐月微，不知不觉地起了变化，骤然观之，好似神妙莫测，这就是神。然时过物迁，表现于外者，又极其显著，这就是明。归根到底，这种神妙昭著的作用，均自阴阳中来，故曰"神明之府也"。

（6）治病必求于本：本是致病之原，此指阴阳而言。张志聪曰："本者，本于阴阳也。"人之疾病，或在表，或在里，或为寒，或为热，或外感，或内伤，皆不外阴阳二气之本，或本于阳，或本于阴，病变虽多，其本则一，故治疗疾病，必须找出致病之原，求其阴阳之本。

【原文】故积阳为天，积阴为地，阴静阳躁。阳生阴长，阳杀阴藏，阳化气，阴成形，寒极生热，热极生寒。

提示：运用阴阳来分析万物的现象、性质、功能和转化。

（1）积阳为天，积阴为地：积是积累、汇聚之意。天是阳的总代表，地是阴的总象征。阴阳是抽象的，不可捉摸，故以天地代表之，所谓积阳为天，积阴为地，即阳气轻浮而上升，汇聚于上而为天；阴气重浊下降，积累于下而为地，这里是说天地为阴阳最大、最显著的象征，一切变化，均取法于天地之阴阳变化。

（2）阴静阳躁：躁，动也，阴性柔而主静，阳性刚而主动，这里从它的性质比较而言的，是相对的而非绝对的。

（3）阳生阴长，阳杀阴藏：阴阳合而后万物生，阴阳离而后万物灭。生万物者阴阳，杀万物者亦阴阳。春温夏热能使万物生长，若阳热亢极，又能使万物焦枯，雨露属阴，能滋养万物，使之成长，霜雪降临，寒气凛冽，又使植物凋零，动物隐藏，此二句是说明阴阳的作用。

（4）阳化气，阴成形：此二句言阴阳变化之性能。万物由阴阳生化而成。然其对物之生化性能则有不同。如马元台曰："阳化万物之气，而吾人之气由阳化之。阴成万物之形，而吾人之形由阴成之。"

（5）寒极生热，热极生寒：此言阴阳之转化，从自然气候变化来说，冬寒之极将生春夏之热，夏热之极将生秋冬之寒，人的病理变化，亦是如此。在一定条件下，寒是可变为热，热可转为寒。

【原文】寒气生浊，热气生清；清气在下，则生飧泄；浊气在上，则生䐜胀，此阴阳反作，病之逆从也。故清阳为天，浊阴为地；地气上为云，天气下为雨，雨出地气，云出天气。故清阳出上窍，浊阴出下窍；清阳发腠理，浊阴走五脏；清阳实四肢，浊阴归六腑。

提示：此取类比象的方法，说明阴阳在人体的生理现象和病理状态。

（1）寒气生浊，热气生清：寒气是凝固的，故所生的是浊阴之气。热气是升散的，故所生的是清阳之气。如寒能生冰，热能作云，冰为有形之体，故为浊阴，云为漂浮之物，故为清阳。

（2）清气在下，则生飧泄，浊气在上，则生䐜胀：阳气根于命门而温煦于上，如命门火衰，阳不能上升而衰陷于下，则胃中之水谷无阳气以腐熟运化，完谷排泄而出，故病飧泄。浊阴之气宜下降，若上升则浊邪实于膻中，不能化气，而胸膈胀满，故病䐜胀。此言人体阴阳升降失常而致病。

（3）此阴阳反作，病之逆从也：吴崑："反作，倒置也，逆从，不顺也。"孙沛："阳上阴下为从。反之，则清浊异位，上下倒置，病之所以违和也。"

（4）地气上为云，天气下为雨，雨出地气，云出天气：云为阴中之阳，为浊阴之清者，雨为阳中之阴，为清阳之浊者。云虽出于地，而实蒸之于天，雨虽降之于天，而实升之于地，云雨之所以能相互转变，乃由天地阴阳之气为之变化而变化，结合人体而言，水谷精气，由胃而转输于脾，由脾而上散于肺，即地气上为云也。肺气下行，能通调水道，而下输膀胱，水精四布，即天气下为雨也。膀胱藏津液，气化则能出，即雨出地气也。上焦为雾之氤氲者，心肺合而呵出之，即云从天气也。本节以云雨为例，说明了"无阴则阳无以生，无阳则阴无以化"的阴阳互根的道理。

（5）清阳出上窍，浊阴出下窍：这是从云雨的变化，天地之气的上下交往的理论，推论到人体的生理，亦是本乎天者亲上，本乎地者亲下，故凡出于上窍之物，表现上属于清，属于阳，出于下窍之物，表现上属于清，属于阴。

（6）清阳发腠理，浊阴走五脏：阳主外，阴主内，腠理为渗泄之门，主表主升而在外，五脏为藏精之所，主里主脏而在内。故饮食物所化之精微，属于阳而气清者，则发散于腠理，属于阴而质浊者，则走入五脏。

（7）清阳实四肢，浊阴归六腑：四肢为诸阳之本，六腑为传化之腑，水谷精微化生为阳气则充实于四肢，使之举动有力，而混浊者归于六腑，进行吸收和排泄。

【原文】水为阴，火为阳。阳为气，阴为味。味归形，形归气；气归精，精归化。精食气，形食味；化生精，气生形。味伤形，气伤精，精化为气，气伤于味。阴味出下窍，阳气出上窍。味厚者为阴，薄为阴之阳；气厚者为阳，薄为阳之阴。味厚则泄，薄则通；气薄则发泄，厚则发热。壮火之气衰，少火之气壮；壮火食气，气食少火；壮火散气，少火生气。气味，辛甘发散为阳，酸苦涌泄为阴。

提示：以阴阳互根的理论说明味、精、气、形的转换关系，并以阴阳理论分析药物、食物中的气味性能。

(1) 水为阴，火为阳：阴主降，水寒而静，其性润下，故为阴。火热乃躁，其性炎上，故为阳。阴阳的含义非常广泛，非常微妙，殊难理解，因此，用水火论阴阳的属性和作用，使阴阳这个抽象概念实际化、明显化。

张景岳曰："水润下而寒，故为阴。火炎上而热，故为阳。水火者，即阴阳之征兆；阴阳者，即水火之性情。凡天地万物之气，无往而非水火之运用，故天以日月为水火，易以坎离为水火，医以心肾为水火……夫肾者水也，水中生气，即真火也；心者火也，火中生液，即真水也。水火互藏，乃至道之所在，医家首宜省察。"

(2) 阳为气，阴为味：气无形为阳，味有质为阴，进一步说明人身的精微物质为阴，一切功能活动为阳。

(3) 味归形，形归气：归，前归字作生或滋养解；后归字作依赖解。此说明人之形体，既赖味以养，又赖气以存。

(4) 气归精，精归化：本句是说精血由真气而化生，而阴精又能化生真气。通过气化作用，能将水谷精微转化为机体最宝贵的精。精不但是机体生长和生存最重要的物质，而且是繁衍后代的起源物质，可以说，机体的化生是由精而来的。

(5) 精食气，形食味：此与"气归精，味归形"同义。张景岳曰："食，如子食母乳之义。气归精，故精食气。味归形，故形食味。"

(6) 化生精，气生形：此申述上文"精归化，形归气"的进一步作用。由精推动生化，由生化而又生精，即张景岳所说："万物化生，必从精始，故化生精。前言精归化者，言未化之前，由精为化生也。此言化生精者，言既化之后，由化生精也。"所谓气生形，即是人体的阳气能化生精微以养形体。

(7) 味伤形，气伤精：味可以养形，过之又可以伤形，即"阴之五宫，伤在五味"之义。气可以化生精，若气不调而独亢，火炎水必涸，故曰气伤精。

(8) 精化为气：不仅气能化生精，而精亦能化生气，此乃精气互根之妙。故气足则精盈，精盈而气盛，精气充而形自强。

(9) 气伤于味：五味过用，变生气而为伤气。正为《素问·至真要大论》说："久而增气，物化之常，气增而久，夭之由也。"

味有质而为阴，重浊沉降，故走下窍。气无形为阳，轻清上浮，故走上窍。

(10) 味厚者为阴，薄为阴之阳；气厚者为阳，薄为阳之阴。味厚则泄，薄则通；气薄则发泄，厚则发热。

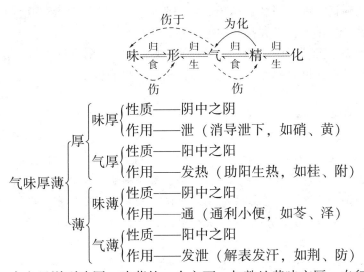

本文只说到味厚、味薄的一个方面，如熟地黄味亦厚，专行补养，并非泻下。因此，对经文要灵活领会。

（11）壮火之气衰，少火之气壮：壮火指亢盛的阳气，有破坏作用，少火指正常的阳气，是生命活动的基本动力。壮火是由少火发展而来，必因机体遭受某种因素的侵害，则少火失常而亢盛，就要耗损机体的功能而生病。

（12）壮火食气，气食少火；壮火散气，少火生气：

$$火\begin{cases}少火——饲气——生气——气壮\\壮火——蚀气——散气——气衰\end{cases}$$

（13）气味，辛甘发散为阳，酸苦涌泄为阴：张志聪曰："言气味固分阴阳，而味中复有阴阳之别。辛走气而性散，甘乃中央之味，而能灌溉四旁，故辛甘主发散为阳也。苦主泄下而又炎上作苦，酸主收降而又属春生之木，味皆能上涌而下泄，故酸苦涌泄为阴也。"

这里说的是部分药味的作用，并不是所有辛甘的药物都可以发散，所有酸苦的都可以吐下。

【原文】阴胜则阳病，阳胜则阴病。阳胜则热，阴胜则寒。重寒则热，重热则寒。

提示：以阴阳偏胜学说，说明寒热为病的病理变化。

（1）阴胜则阳病，阳胜则阴病：阴阳失和则有胜有衰，盛衰皆能为病。由于阴阳是相互依存的，所以阴阳任何一方有病，都必然影响到另一方。

（2）阳胜则热，阴胜则寒：阳偏胜则阴不敌阳，必致阴虚阳胜而热，如阳明病的经证和腑证，都是阳胜的结果。阴偏胜则阳不敌阴，必致阴盛而寒，如太阴病的腹满，食不下，自利益甚均是阴胜的结果。

（3）重寒则热，重热则寒：重，平声，做极字解。阴阳发展到一定的阶段，在一定的条件下，可以相互转化，也可以出现两极假象。

【原文】寒伤形，热伤气。气伤痛，形伤肿。故先痛而后肿者，气伤形也，先肿而后痛者，形伤气也。风胜则动，热胜则肿，燥胜则干，寒胜则浮，湿胜则濡泻。天有四时五行，以生长收藏，以生寒暑燥湿风。人有五脏化五气，以生喜怒悲忧恐。故喜怒伤气，寒暑伤形。暴怒伤阴，暴喜伤阳。厥气上行，满脉去形。喜怒不节，寒暑过度，生乃不固。故重阴必阳，重阳必阴。故曰：冬伤于寒，春必温病；春伤于风，夏生飧泄；夏伤于暑，秋必痎疟；秋伤于湿，冬生咳嗽。

提示：以阴阳偏胜学说，说明外感内伤之病因。

（1）寒伤形，热伤气：寒为阴邪，性主凝滞。寒则血滞，身形失养，故伤形。阳胜则热，热则气散，故伤气。

（2）气伤痛，形伤肿：热不仅能伤气，甚则可腐肉为肿为脓，故气伤痛。寒伤形体之后，血液凝滞，壅于皮肤则肿，如冻疮。

（3）故先痛而后肿者，气伤形也，先肿而后痛者，形伤气也：此承上文"气伤痛，形伤肿"之义，进一步发挥形气互伤之先后。

（4）风胜则动：风性动摇，故风气胜者，身必振动，为眩晕抽搐之类。

（5）热胜则肿：热胜则阳气内郁而作肿，甚则荣气逆于腠理，聚而为痈。

（6）燥胜则干：燥气胜，则津液枯涸，呈现内外干涩之症。

（7）寒胜则浮：寒胜则阴气结聚，阳气不行，故为胀满浮虚之病。

（8）湿胜则濡泻：脾喜燥而恶湿，湿气胜则土不制水，故水谷不分而病濡泻。

（9）天有四时五行，以生长收藏，以生寒暑燥湿风：四时五行，即四季配五行——春木、夏火、长夏湿、秋金、冬水。生长化收藏，是生物之变化规律，寒暑燥湿风，是每季不同的气候名称。本句是说，自然界有四时五行的变化，出现了不同的气候，由于气候的影响，形成一切生物的生长变化规律。

（10）人有五脏化五气，以生喜怒悲忧恐：心气主喜，肝气主怒，脾气主悲，肺气主忧，肾气主恐。可见，五志的物质基础是五脏之精气。所以五脏精气有盛衰之变，则五志亦有异常之变。

（11）故喜怒伤气，寒暑伤形：举喜怒概括七情，举寒暑概括六淫。喜怒为情志而藏于内，过则伤内脏之气，此为病之内因。寒暑之邪起于外，由外而内，害人形体，此为病外因。

本句与上文"寒伤形，热伤气"似乎不同，但"彼以阴阳分气形，此以内外分形气"（张景岳）。

（12）暴怒伤阴，暴喜伤阳：

怒为肝志，肝藏血，血为阴。

　　　↘暴怒则肝气逆而血乱——伤阴

喜为心志，心藏神，神为阳

　　　↘暴喜则心气缓而神逸——伤阳

（13）厥气上行，满脉去形：厥，逆也，厥气即逆乱之气，脉，经脉也。由于外因寒暑，内因喜怒，而致逆乱之气满于经脉之中，则神气浮越，脱离形体而去。

（14）喜怒不节，寒暑过度，生乃不固：固，坚固之义，生可以释为生命，亦可释为真气。人若不能节制情志或适应寒暑的异常变化，都能损伤人的真气，甚则危害生命。正为王冰所说："喜怒不恒，寒暑过度，天真之气，何可长久？"此与《灵枢·本神篇》"智者之善生也，必顺四时而适寒暑，和喜怒而安居处"的精神是一致的，其区别只不过是：前者言既病之后，后者言未病之前，含有预防的意思。

（15）故重阴必阳，重阳必阴：重，平声，重有两种含义：①重，重复的意思，如张景岳曰："重者，重叠之义，谓当阴时而复感寒，阳时而复感热，或以天之热气伤人阳分，天之寒气伤人阴分，皆谓之重。"②重作极盛解，就是说阴盛到极点或阳盛到极点。至于重阴必阳，重阳必阴，是有条件的，不是绝对的，根据本节经文下八句之义，重应作重复解为妥。

（16）冬伤于寒，春必病温：冬为时之阴，寒为气之阴，冬季感受寒邪，是为重阴。寒邪深伏，不即发病，至来春，阳气发越，其内藏之寒邪与阳气相合而变为温病。此即重阴必阳之意。

（17）春伤于风，夏生飧泄：春为时之阳，风为气之阳，春时感受风邪，是谓重阳。风气伏于肝，留连于夏季脾土当令之时，木邪乘土，脾失健运，完谷不化，而生飧泄之阴证。此即重阳必阴之意。

（18）夏伤于暑，秋必痎疟：痎，音皆，《说文》"二日一发疟"。在此可以理解为疟之通称。夏为时之阳，暑为气之阳，夏伤于暑，是为重阳。当炎夏之时，暑邪内伏，至秋复感新凉，触动伏暑，暑与秋凉相搏，而成往来寒热痎疟之阴证。此亦重阳必阴之意。

（19）秋伤于湿，冬生咳嗽：秋为时之阴，湿为气之阴，秋日感受湿邪，是为重阴。当夏秋之交，土金用事之时，伤于湿而即病者，乃为濡泻等证。若不即病，湿邪内郁，壅而化热，至冬季则外寒内热，寒与热搏，乘于肺金，而发咳嗽之阳证。此重阴必阳之意。

按：以上八句，是举例说明"重阴必阳"和"重阳必阴"之理。故张景岳云："按此四节，春夏以木火伤人而病反寒，秋冬以寒湿伤人而病反热，是即上文重阴必阳，重阳必阴之义。"这种上一季感邪，到下一季发病的理论，为后世医家伏气发病，奠定了理论基础。

【原文】故曰：天地者，万物之上下也；阴阳者，血气之男女也；左右者，阴阳之道路也；水火者，阴阳之征兆也；阴阳者，万物之能始也。故曰：阴在内，阳之守也，阳在外，阴之使也。

提示：举例说明阴阳的体象和作用，并进而说明阴阳在人体的互根关系。

（1）天地者，万物之上下也：万物生于天地之中，天者覆于上，地者载于下。此处天地上下，是指司天在泉而言，每岁司天为天，在泉为地。

（2）阴阳者，血气之男女也：气为阳，血为阴，男为阳，女为阴，这里男女，可以引申为阴阳，正如张志聪说："阴阳之道，其在人则为男为女，在体为气为血。"因此，可以说此处是借男女形容相对的。亦正如吴崑说："言阴阳二气为血气中之男女，甲男乙女之类也。"

（3）左右者，阴阳之道路也："四步间气"随着司天在泉的转移，而有阴阳升降的变化，（阴升则阳降，阳升则阴降）。故王冰曰："阴阳间气，左右循环。"

（4）水火者，阴阳之征兆也：阴阳二气，无形可见，自天一生水，地二生火，水性寒，静而就下，火性热，动而炎上，而无形之阴阳，已于有形之水火，显见其征兆。

（5）阴阳者，万物之能始也：举凡万物，莫不有始，莫不有成，亦莫不有终，其始其成其终，皆阴阳为之变化。正如张景岳说："能始者，能为变化生成之元始也，能始则能终矣。"

（6）阴在内，阳之守也，阳在外，阴之使也：

"阳"，指人体无形的气及由气所产生的生化、运动功能等。

"阴"，指人体内有形物质，如血液、津液等。

人体内的阴阳，是互为其根的，阳无阴则亡，阴无阳则脱。阴主静而在内，如将军之守营，阳主动而在外，如士卒之捍卫。由此可见，阴阳虽然是相对的，但又是相互依赖、相互生成的（阳以阴为基，阴以阳为用）。正如张景岳曰："阴主静，故为阳之守也；阳主动，故为阴之使。守者守于中，使者运于外。"

【原文】帝曰：法阴阳奈何？岐伯曰：阳盛则身热，腠理闭，喘粗为之俯仰，汗不出而热，齿干以烦冤，腹满死，能冬不能夏。阴胜则身寒，汗出身常清，数栗而寒，寒则厥，厥则腹满死，能夏不能冬。此阴阳更胜之变，病之形能也。

提示：说明阴阳偏胜的病变及预后。

阳热 {
身热——阳盛于外
腠理闭——阳实于表
喘粗为之俯仰——热盛于里，气不得平
阳胜汗不出而热——腠理闭，热无所泄
齿干以烦冤 { 阳热内蒸，阴精干涸
　　　　　　血液内耗，心气压抑不舒
腹满死——内外阳热皆盛，土气内绝。此为阳热偏胜之死证。
}

阴胜 {
身寒——阴盛阳衰
汗出——阳虚表不固
身常清——阳失温煦
数栗而寒——寒气在里
寒则厥——表里俱寒，四肢失温
腹满死——阴邪充腹，阴极阳竭，此为阴寒偏胜之死证。
}

【原文】帝曰：调此二者，奈何？岐伯曰：能知七损八益，则二者可调，不知用此，则早衰之节也。年四十，而阴气自半也，起居衰矣。年五十，体重，耳目不聪明矣。年六十，阴痿，气大衰，九窍不利，下虚上实，涕泣俱出矣。故曰：知之则强，不知则老，故同出而名异耳。

提示：说明调和阴阳二气的重要意义。

（1）年四十，而阴气自半也：《内经·上古天真论》谓女子五七始衰，男子五八始衰。无论男女，年至四十，真阴已衰其半，这是一般规律。由于禀赋不同，其衰之迟早多少，亦名有异。故吴崑说："此言早衰之节也。"

（2）年五十，体重，耳目不聪明矣：肾开窍于耳，肝开窍于目，肝主筋，筋主运动。年五十而精液、血液皆虚，耳失其充，目失其养，筋失其濡，故体重不轻便，耳目不聪明。

（3）年六十，阴痿，气大衰，九窍不利，下虚上实，涕泣俱出矣：人年六十，精血日减，阳气日虚，衰老日甚。肾气大衰则阳不能举；阴气内亏，九窍失水注之气，则不利于用。至于下虚上实，诸家认识不一，张景岳谓为

"阴虚则阳无所归而气浮于上";张志聪谓为"精竭于下,水泛于上";孙沛则谓为"阳气虚于下,而阴气实于上"。吴崑谓为"下虚谓阴气虚,上实谓阳邪实,非阴气果实也,气大虚而不能固闭则阴液之涕泣自出耳"。综以上所说,应以孙氏之说为合理,从实际情况看,人到老年,涕泪常不自主地外出,就是这个道理。

(4)知之则强,不知则老:能知七损八益之道,而善于调摄身体,则精足气充而体强,可以却老。反之,不知此道,耗其天真,则易衰老。

【原文】故邪风之至,疾如风雨,故善治者治皮毛,其次治肌肤,其次治筋脉,其次治六腑,其次治五脏,治五脏者,半死半生也。故天之邪气,感则害人五脏;水谷之寒热,感则害于六腑;地之湿气,感则害皮肉筋脉。

提示:①说明外感疾病以早治为宜。②说明病因不同伤人部位亦不同。

(1)天之邪气,感则害人五脏:天之邪气,指风寒暑湿燥火之类。人感之,会伤及五脏,其机制:①马元台曰:"天气通于肺,肺为五脏之华盖,言肺则五脏皆通矣,故天之邪气,感则害人五脏,凡风寒暑湿燥火皆是也。"②吴崑曰:"风气入肝,寒气入肾,暑热之气人心,湿气入脾,燥气入肺,是害人之五脏也。"二氏之说虽各有理,但从邪犯皮毛,渐次深入而伤五脏之传变,应遵马氏。而吴氏之说,亦颇有参考价值。

(2)水谷之寒热,感则害于六腑:饮食之寒热失时,胃先受之,胃为腑之首,便由胃而入他腑。

(3)地之湿气,感则害皮肉筋脉:湿浊之气,地之所生,湿气通于脾,脾主肌肉,湿先伤及肌肉而后及于筋脉,正如张景岳说:"人之应土者肉也,湿胜则营卫不行,故感则害于皮肉筋脉。"

按:本文是说明疾病应早期治疗和病因不同伤害的部位亦不同的道理,但亦包括阴阳的含义在内。因外感邪气由皮毛而渐入脏腑,则在外为表,在内为里,在表为阳,在里为阴,病在阳分较为轻浅,病在阴分较为重深。

【原文】故善用针者,从阴引阳,从阳引阴,以右治左,以左治右,以我知彼,以表知里,以观过与不及之理,见微得过,用之不殆。

提示:主要说明施用针法必察阴阳之理。

按:人身阴阳,相互贯通,人身经络,左与右同,故病在阳而治其阴,病在阴而治其阳;病在左者取之右,病在右者取之左(为缪刺之法)。尔我不同,情理则一,故以我明的阴阳之理,以测彼之阴阳之情,故以我表之证而知里之病。且邪气实则失之过,正气虚则失之不及,过与不及均须察明其理。既有病之始，必有病之变和病之终，医者贵乎见病之初起轻微阶段，即可预测到疾病将要发生的变化和发展，方能立于不败之地，故曰用之不殆。

【原文】善诊者，察色按脉，先别阴阳，审清浊，而知部分；视喘息，听音声，而知所苦；观权衡规矩，而知病所主；按尺寸，观浮沉滑涩，而知病所生。以治无过，以诊则不失矣。

提示：说明诊法的运用，亦不能离开阴阳的总原则。

（1）察色按脉，先别阴阳，审清浊，而知部分：疾病的变化，虽然错综复杂，但概括起来，总不外乎阴证阳证两大类型。欲辨明阴阳证候的性质，又必须通过四诊的方法，才能得出。

色者神之旗，脉者血之府。善于诊断疾病的医生，察色之枯泽，按脉之过与不及，必首先辨别其证是属阳还是属阴，故曰："察色按脉，先别阴阳。"这是辨病之性质。

由于证候性质不同，所显现于身面的五色亦不同，若色呈润泽光明，则知病在阳分；色见枯槁晦暗，则知病在阴分。在根据五脏主五色之理，更可测知内部之病，在何部位。故曰："审清浊而知部分。"这是辨病之部位。

（2）视喘息，听音声，而知所苦：喘息，此处可作呼吸的气息讲。音声，是患者所发出的声音。

病的喘息，不但可以听，而且可以视，从临床来看，往往是视听结合的，如果单凭听诊，只能了解喘息的高低、粗细，而不能了解患者气衰或气盛的动态，所以此言"视喘息"。

五脏有声，而声有音，欲知病在何脏，当听其所发之音声，例如肝在声为呼，在音为角，音声相应则无病，否则知病在肝。此即所谓病苦于中，而声发于外。《金匮要略》曰："病人语声寂然喜惊呼者，骨节间病；语声喑喑不彻者，心膈间病；语声啾啾然细而长者，头中病。"又曰："息摇肩者，心中坚；息引胸中上气者，咳；息张口短气者，肺痿唾沫。"又曰："吸而微数，其病在中焦，实也，当下之则愈；虚者不治。在上焦者，其吸促，在下焦者，其吸远，此皆难治。呼吸动摇振振者，不治。"这都是视喘息，听声音，而知所苦，在临床上的具体运用。

（3）观权衡规矩，而知病所主：这里的权衡规矩，应包括两个方面的意义：一是形容四肢正常的脉象，如《素问·脉要精微论》说："春应中规，夏应中矩，秋应中衡，冬应中权。"二是衡量斟酌病情，即"权，然后知轻重；度，然后知长短；不以规矩，不能成方圆"之意。医生在诊治疾病时，必须衡量病情的深浅轻重，病在何脏何腑。正如吴崑所说："权衡所以较轻重，规矩所以制方圆。言病之来必有轻重阴阳，犹之权衡规矩也。治者宜较量之，孰为轻为标，孰为重为本，何者为阴为内，何者为阳为外，而知某病为客，某病为主也。"

（4）按尺寸，观浮沉滑涩，而知病所生：尺寸，历代医家多作寸、关、尺之尺寸解释。而日本丹波元简认为"尺"为尺肤，"寸"为寸口，他说："谓按尺肤而观滑涩，按寸口而观浮沉也。尺，非寸关尺之尺，故义为然。"因为内经只言寸口、尺肤，未言寸关尺，虽言寸尺，实指寸口、尺肤。据此应以丹波元简之说为是。

寸口脉浮为表为阳，沉为里为阴。尺肤滑为有余为阳，涩为不足为阴，所以说："按尺寸，观浮沉滑涩而知病所主。"

【原文】故曰：病之始起也，可刺而已；其盛，可待衰而已。故因其轻而扬之，因其重而减之，因其衰而彰之。形不足者，温之以气；精不足者，补之以味。其高者，因而越之；其下者，引而竭之；中满者，泻之于内。其有邪者，渍形以为汗；其在皮者，汗而发之；其慓悍者，按而收之，其实者，散而泻之。审其阴阳，以别柔刚，阳病治阴，阴病治阳，定其血气，各守其乡。血实宜决之，气虚宜掣引之。

提示：审查疾病的性质，以决定治法。

（1）因其轻而扬之：外感初期，邪尚在表，病势轻浅，应以疏散的方法治疗，以免内传而为患。张景岳说："轻者浮于表，故宜扬之，扬者，散也。"

（2）因其重而减之：证属实候，其势又重，应以逐步消减之法治之。正如王冰曰："重者节减而去之；"张景岳曰："重者实于内，故宜减之，减者泻也。"不曰泻而曰减，恐有伤正气，如吴崑曰："减，衰其半也，重者不可全去，恐伤正气。"

（3）因其衰而彰之：衰，指气血虚弱。彰，是指用补益之法，而使衰弱的气血，彰复于常。

（4）形不足者，温之以气：形不足，是说阳气不足，而形体虚弱。对此，当以气厚养阳之药温其阳气，使阳气足，肌肉温而皮肤充。如参芪桂附之类，可用以温养元阳。

（5）精不足者，补之以味：精为阴，味亦为阴，若阴精不足，当选用味厚之品，如龟胶、阿胶、鹿角胶等以滋补阴精。

（6）其高者，因而越之：越，历代医家，多释为吐法，唯景岳认为不单是吐法，他说："越者，发扬也，谓升散之，吐涌之，可以治其上之表里也。"此说可作参考。

（7）其下者，引而竭之：下，指下焦。引，引导之意。竭，祛除之意。病在下焦，而属实证者，当引之就下，而利其二便，如阳明腑实证，用承气汤；太阳蓄水证用五苓散之类。所以张景岳说："竭，祛除也，谓涤荡之，疏利之，可以治其下之前后也。"

（8）中满者，泻之于内：中满有虚有实，本文主要是指实证而言。关于泻之于内的"泻"，有的认为是消法，如吴崑说："消其坚满是也；"高士宗说："可消而已。"有的认为是泻下，如马莳说："谓蓄积有余，腹中胀满，当从而泻之也。"另有人认为"泻"包括消导和泻下两法，如秦伯未说："是健运消导，有帮助机体的自然疗法，使之与祛邪药物，协同起来，消除病邪，并不以攻泻为唯一手段。"

按：本段既有"其下者引而竭之"之法，此"泻"应指消法为当。

（9）其有邪者，渍形以为汗：渍，是浸的意思。渍形以为汗，是指用辛散之品，煎汤熏洗身体使之出汗。此法多用于外感于邪而药不能汗，或天寒不易发汗者。

（10）其在皮者，汗而发之：外感初期，邪在皮表，病较轻浅，故只用发汗之法以散其邪。

（11）其慓悍者，按而收之：（有两解）①慓，是急。悍，是猛。按，是按摩。谓暴病而邪气急猛者，当施以按摩而收敛之。吴崑说："慓悍，卒暴也，按，谓按摩也，言卒然暴病慓悍之疾，则按摩而收之，将谓定其慓悍也。"②病情发越太过的，可用抑收法。姚止庵说："慓悍者发越太过，如阳虚外浮，真阴不足之类，按者，抑而下也，抑而下降，使之收敛以归于原地。"二者相较，以后者为佳。

（12）其实者，散而泻之：人之疾病，有表里阴阳之不同，而治疗方法亦因之而异，同是实证，由于邪在部位不同，就有或散或泻治法之别。所谓散，是对向上向表的证候；泻，是对向下向里的证候。吴崑："表实则散，里实则泻。"

（13）审其阴阳，以别柔刚：疾病变化，虽然错综复杂，但不出阴阳这个范畴，所以在辨证施治时，首先要分出疾病的性质是属阴还是属阳，然后确定相应的治法。正如李中梓说："审病之阴阳，施药之柔刚。"

（14）阳病治阴，阴病治阳：高士宗："阳盛则阴虚，故阳病当治其阴，阴盛则阳虚，故阴病当治其阳。"阴阳恢复平衡，则病自愈。究其实质，阳病治阴，当指虚热而言；阴病治阳，当指虚寒而言。亦指"诸寒之而热者取之阴，热之而寒者取之阳"之义。

（15）定其血气，各守其乡：病在气分或血分，必须首先认定，其在血，治其血。其在气，治其气，不可紊乱，以防血病复伤其气，气病复伤其血，故曰："定其气血，各守其乡。"

（16）血实者决之："血实"是血瘀而实。"决"是泄去之意，如决水。邪气凝结于血，血行瘀阻，应用逐瘀的方法，以去其实，故曰："血实宜决之。"

（17）气虚宜掣引之：（解见讲义，兹从略）关于"气虚宜掣引之"，除作导引解释外，尚有以下三种解释：①调济之意。吴崑："掣、挈同。气虚经气虚也，经络之气有虚，必有实处，宜掣引其实者，济其虚者，刺法有此。"②挽回之意。张景岳："掣，挽也，气虚者无气之渐，无气则死矣，故当挽回其气，而引之使复也。如上气虚者外升而举之，下气虚者纳而归之，中气虚者温而补之，是皆掣引之义。"③升提之意。张志聪："气虚者掣之使升，盖阳气发原于下也。"李中梓曰："提之上升，如手掣物也。"应以景岳和中梓之解为优。

灵兰秘典论

灵兰，即灵台兰宝，相传是黄帝藏书之所。秘典，即秘藏典籍。正如吴崑所说："灵台兰室，皇帝藏书之所，秘典，秘藏典籍也。"本篇主要论述人身十二脏腑的功能，以及他们的相互关系，尤其是心为"君主之官"的作用，关系至大，古人认为是很重要的，应当作为秘典保藏。高士宗有云："盖心为君主，主明则下安，不明则危，是君道之所系者大。"帝闻岐伯之言，而悟为君之道，故尊奉其言，斋戒择吉，以藏灵兰之宝，故曰"灵兰秘典"。

【原文】黄帝问曰：愿闻十二脏之相使，贵贱何如？岐伯对曰：悉乎哉问也！请遂言之。心者，君主之官也，神明出焉。肺者，相傅之官，治节出焉。肝者，将军之官，谋虑出焉。胆者，中正之官，决断出焉。膻中者，臣使之官，喜乐出焉。脾胃者，仓廪之官，五味出焉。大肠者，传道之官，变化出焉。小肠者，受盛之官，化物出焉。肾者，作强之官，伎巧出焉。三焦者，决渎之官，水道出焉。膀胱者，州都之官，津液藏焉，气化则能出矣。凡此十二官者，不得相失也。故主明则下安，以此养生则寿，殁世不殆，以为天下则大昌。主不明则十二官危，使道闭塞而不通，形乃大伤，以此养生则殃，以为天下者，其宗大危，戒之戒之！

提示：以取类比象方法，论述十二个脏腑的生理功能和心的主导作用。

（1）心者，君主之官也，神明出焉：君主，是封建王朝的最高统治者。神明，这里是指心的功能表现，即是人的精神活动和思想意识的表现。为何称心为君主之官？因为主宰全身血脉的循环运行，统率一切精神活动，故为君主之官。但心为君主之官的更多含义，还是后者。吴崑："心为一身之主，五脏百骸，皆听命于心，故为君主之官，心藏神，故曰神明出焉。"张景岳："心为一身之君主，禀虚灵而含造化，具一理以应万机，藏府百骸，惟所是命，聪明智慧，莫不由之，故曰神明出焉。"

（2）肺者，相傅之官，治节出焉：相傅：相，去声。傅，同辅，有辅佐、协助的意思。治节：治理调节的意思。肺与心同居膈上，而肺主气，心主血，肺气调和则气机畅达，血脉流通，全身各处都能及时得到气血的温煦和滋养，以维持生理功能活动，好像宰相辅助君主一样，治理全身。张景岳说："肺与心皆居膈上，位高近君，犹之宰辅，故称相傅之官。肺主气，气调则营卫脏腑无不治，故曰治节出焉。"

（3）肝者，将军之官，谋虑出焉：将军：武官名。古时将军，性急而多怒，好动而不好静。谋虑：是深谋远虑之意，属于精神意识范畴。肝属风木之脏，有易升易动之特性，肝藏魂，心藏神，能配合心神调节情志思维活动，故称"将军"而主"谋虑"。"谋虑"亦为木主发生之意。

（4）胆者，中正之官，决断出焉。中正，是处理事物不偏不倚，正确的意思。决断，即决定判断，是对事情作出最后的处理。胆藏精汁，是最清虚的脏器，清阳上升，无所偏倚，故称中正之官。胆禀刚果之气，直而不疑，故有主决断。《素问·奇病论》说"此人者，数谋虑不决，故胆虚"，正是说明胆虚不能决断的病理状态。

胆附于肝，相为表里，肝主谋虑，非胆不决，故有"肝谋胆断"之称。只有二者功能协调，相互为用，人的精神意识才有正常的表现。

（5）膻中者，臣使之官，喜乐出焉：膻中有两解：一指气海，如王冰曰："膻中者，在胸中两乳间，为之海。"张景岳、马莳、吴崑等人均同此解。一指心包络，如高士宗曰："膻中，即心包络。"孙沛亦同此解。这里膻中，是指心包络。

心包贴近心脏，起保护作用，具有宣通脉络，传达心神的功能，好像君主的臣使一样，即所谓"代"君行令。心志为喜，有所喜乐，包络从之，并且传出之，故曰喜乐出焉。

由于心包位于心外，保护心脏，故又有"代心受邪"之说，如《灵枢·邪客》说："心者，五脏六腑之大主也……邪弗能容也，容之则心伤，心伤则神去，神去则死矣。故诸邪之在于心者，皆在于心之包络。"所以后世温病学家叶天士依据这个理论，提出了"温邪上受，首先犯肺，逆传心包"的著名学说。

（6）脾胃者，仓廪之官，五味出焉：仓廪，《荀子·富国篇》杨倞注："谷藏曰仓，米藏曰廪。"五味，即酸、辛、苦、甘、咸。

胃主受纳，脾主运化，皆主水谷，故称仓廪之官。五味化生营养，滋养人体，皆由脾胃消化、吸收，才产生出来的，故曰五味出焉。

人之有生，唯资谷气，谷气化生，必赖脾胃，故脾胃健运与否，关乎气血津液的化源问题，所以后世医家称"脾胃为后天之本"。由于脾与胃，以膜相连，关系至为密切，共同完成水谷精微的化生，故脾胃合言之。

（7）大肠者，传道之官，变化出焉：传道，道同导，是传导输送的意思。变化，指食物糟粕，经大肠的作用，变为粪便而排出。大肠主出糟粕，传腐秽。高士宗曰："糟粕所出，犹之传道之发，食化而变粪，故变化由之出焉。"

（8）小肠者，受盛之官，化物出焉：受盛，盛，平声，是承受的意思，是说小肠居于胃下而接受胃中之水谷。化物，消化食物，分别清浊之意。小肠接受胃中传化的水谷，并进一步消化，以分别清浊，使糟粕归于大肠，津液渗入膀胱。高士宗曰："受胃之浊，水谷未分，犹之受盛之官，腐化食物，先化后变，故化物由之出焉。"

（9）肾者，作强之官，伎巧出焉：作强，即作用强力，主要指体力而言。伎巧，伎同技，精巧多能的意思，主要指智力而言。肾藏精，主骨生髓，髓充于骨而聚于脑，故肾精充足，则骨骼坚强，动作有力；髓海丰满而智慧灵巧。所以在临床上，肾虚而出现头昏健忘，智力迟钝，腰酸腿软等证候，用补肾益精之药治疗，多获良效。

（10）三焦者，决渎之官，水道出焉：决，渎，决通的意思。渎，是水道。决渎，即疏通水道。三焦主司气化，为水谷出入流化之道路。内通于脏腑，外达于腠理。气化则水行，水行则无壅。如决渎之闭塞，使水顺流而下，排泄而出，故为决渎之官，水道出焉。王冰曰："三焦引导阴阳，开通闭塞，故官司决渎，水道出焉。"

（11）膀胱者，州都之官，津液藏焉：州都，都会之地。周礼地方，五党为州。郑注，州，二千五百人家，人四县为都。津液，此处系水液而言。气化，阳气对水液的蒸化作用。

膀胱为水液下归贮藏之处，在阳气的蒸化作用下，清者升腾于三焦，敷布于全身；浊者形成尿液，排出于体外。

膀胱主水，水不自化，而化于气，此阴以阳为用，故曰气化则能出矣。此气是指天一元气，居丹田之间，是人体生化动力的源泉，是蒸化人身水液的"薪灶"。王冰曰："膀胱位当孤府，故谓州都，居下内空，故藏津液，若得气海之气施化，则溲便注泄。"

按：以上是论述十二官的各个功能，下面从"凡此十二官者，不得相失也……其宗大危，戒之戒之"是论述十二个脏腑之间的相互协调关系和心在各个脏腑中的主导作用。本文以"主不明则十二官危"，说明各个脏腑，在心神的主宰下，分工合作，各司其职，不能失去协调，否则灾殃必至。

六节藏象论

"节"，谓一定的度数（一年二十四气的常数），古人以甲子纪天度（周天365度），谓天气始于甲，地气始于子，甲子相合，六十日甲子一周而为一节，六节为一岁（六六三百六十日），故称六节。"脏"，指内在的脏器，"象"，为可见之形征；脏居于内，形见于外，故曰脏象。

本篇首论天度，继论脏象，以明人与天地相应之理，故以六节脏象论名篇。

目的和要求

1. 掌握十二脏的功能及其与体表组织、精神活动、四时气候的关系，进一步体会"脏象学说的理论观点"。
2. 结合《素问·生气通天论》的有关内容，深入理解"人与自然相应"在中医理论体系中的重要性。
3. 理解五脏所属的五华在临床诊断中的意义。

【原文】帝曰：善。余闻气合而有形，因变以正名。天地之运，阴阳之化，其于万物孰少孰多，可得闻乎？岐伯曰：悉哉问也，天至广，不可度，地至大，不可量。大神灵问，请陈其方。草生五色，五色之变，不可胜视，草生五味，五味之美不可胜极，嗜欲不同，各有所通。天食人以五气，地食人以五味。五气入鼻，藏于心肺，上使五色修明，音声能彰。五味入口，藏于肠胃，味有所藏，以养五气，气和而生，津液相成，神乃自生。

提示：主要说明人赖五气，五味而生存。

（1）气合而有形：气，指阴阳二气。合，即交合。形，即形体，指万物的形体。万物禀天地阴阳之气以生，即有形之体，本于阴阳之气。"合"字很有意义，必须阴阳之气和合而交，才能生出有形之体，若阴阳二气乖离，形必不成。故王冰曰："万物皆有形，必气和而后成之。"张景岳也说："因气之合，而有万物之形。"此与《灵枢·本神》"天之在我者德也，地之在我者气也，德流气薄而生者也。"同义。

（2）因变以正名：物体因变化之结果，种种不一，因而各定其主名，如动则动，植则植，飞则飞，潜则潜，而各类之中，又有种种名称之不同。名称之所以不同，主要在于变也。正如张景岳说："因形之变，而有万物之名。"

（3）孰少孰多：形体既异，其禀气之多少，当然不同。对于多少，有的认为是禀阴阳之气的多少，如马莳曰："万物禀此阴阳之气者，必有多少；"有的认为是禀五行之气的多少，如高士宗曰："有禀四时五行之一二者，有禀四时五行之二三气者，有禀四时五行之全气者；"也有人认为是种类的多少，如张景岳说："万物之广，孰少孰多，无不有数。"根据经文之义，三氏之说，应以马、高之说为优。禀气应包括阴阳之气和五行之气，不能截然分开。

（4）草生五味：此以草为例，说明认识众多事物的方法。草非单独指草，张志聪："草者，五谷为菜，概及果木而言也。盖天三生木，故先言草木，而后及于昆虫万物也。"意思是说，只要掌握了五色五味这个纲领，则可知所有草木的变化，总不出五色五味的范围。

（5）天食人以五气：食，音饲，是饲养之意。五气，根据《素问·金匮真言论》为臊、焦、香、腥、腐，谓臊气入肝，焦气入心，香气入脾，腥气入肺，腐气入肾。五气为何入通于相应之脏？马莳认为"气因木变则为臊也"。"凡物火变则为焦。""凡物因土变则为香。""凡气受金变则为腥。""凡物因水变则为朽腐之气。"根据本节经文之义，"五气"未必指此，故吴崑曰："五气非徒臊、焦、香、腥、腐而已，此乃地气，非天气也。盖谓风气入肝，暑气入心，湿气入脾，燥气入肺，寒气入肾，当其不亢不害，则能养人。"应以吴氏之解为是。

（6）五气入鼻，藏于心肺，上使五色修明，音声能彰：五气与五味相对而言，五气属阳，故入鼻窍而藏于心肺，已达五脏。心主血，其色华于面，心气充，故上使五色修明；肺主气而主音声，肺气充，故音声彰著。反之，若人失于五气之养，则必失色而丧音。

（7）五味入口，藏于肠胃，味有所藏，以养五气：五气，这里是指五脏之气。饮食五味入口，经过胃肠的消化，其精微之气输布于五脏而营养之。"味有所藏"还含有酸入肝，苦入心，甘入脾，辛入肺，咸入肾之义。

（8）气和而生，津液相成，神乃自生：气，指五脏之气。和，有作和合解的，亦有作调和解的。作和合解的，意为五脏之气与五味的谷气，两相和合。作调和解的，意为五脏之气得养，则气和而相生。两解虽不同，其实质精神，则是一致的。

由于五脏之气，既相和而相生，津液也得以生成。气化津生，脏气充盛，人的神气也自然生生不息而旺盛。这也充分说明阴精是神化生的物质基础，而神又是阴精物质作用的体现。故有曰："神气为阳故曰生，津液为阴故曰成。"

【原文】帝曰：藏象何如？岐伯曰：心者，生之本，神之变也；其华在面，其充在血脉，为阳中之太阳，通于夏气。肺者，气之本，魄之处也；其华在毛，其充在皮，为阳中之太阴，通于秋气。肾者，主蛰，封藏之本，精之处也；其华在发，其充在骨，为阴中之少阴，通于冬气。肝者，罢极之本，魂之居也；其华在爪，其充在筋，以生血气，其味酸，其色苍，此为阳中之少阳，通于春气。脾、胃、大肠、小肠、三焦、膀胱者，仓廪之本，营之居也，名曰器，能化糟粕，转味而入出者也，其华在唇四白，其充在肌，其味甘，其色黄，此至阴之类，通于土气。凡十一脏，取决于胆也。

提示：主要说明内脏与精神活动、体表组织及与四时气候的关系。

（1）心者，生之本，神之变也；其华在面，其充在血脉，为阳中之太阳，通于夏气：心为一身之主宰，其性属阳，阳主生，故为生之本。心藏神，为精神意识，思维活动的发源地，故曰神之处。有谓心藏神，而灵应万机，变化不测，故心为变化之原，亦通。心主血脉，血足则脉充而面华。心属火为阳脏，居于阳位，故为阳中之太阳，与《素问·金匮真言论》"阳中之阳，心也"是同一意义。心属火，夏亦属火，故通于夏气。

（2）肺者，气之本，魄之处也；其华在毛，其充在皮，为阳中之太阴，通于秋气：魄是属于精神活动的一部分。肺主一身之气而藏魄，故为气之本，魄之处。皮毛为肺之外候，肺主宣发而输精于皮毛，故其华在毛，其充在皮。肺为太阴，居于至高之位，故为阳中之太阴。肺属金，秋亦属金，故曰通于秋气。

（3）肾者，主蛰，封藏之本，精之处也；其华在发，其充在骨，为阴中之少阴，通于冬气：蛰，伏藏的意思。《说文解字》："蛰，藏也。"直立切。封藏，闭藏之意。肾既藏生殖之精，又藏五脏六腑之精，故曰精之处也。肾宜固藏而不宜妄泄，犹蛰虫周密，故曰封藏之本。肾藏真阴而寓元阳，不仅精宜固藏，而阳亦宜固藏，同时还含有阳气发生之义。正如张志聪曰："冬令之时，阳气闭藏封闭，蛰虫深藏，肾主冬藏，故为蛰封藏之本，盖蛰乃生动之物，以此生阳之气，至春一阳初生，而蛰虫复振矣。"肾精生髓，髓能养骨，故其充在骨。肾藏精，发得精血充养则荣润，故其华在发。肾为少阴，而居至下之也，故为阴中之少阴。肾属水，冬亦属水，故通于冬气。

（4）肝者，罢极之本，魂之居也；其华在爪，其充在筋，以生血气，其味酸，其色苍，此为阳中之少阳，通于春气：罢极，罢同疲。劳甚，曰罢极。

魂，是精神活动的一部分。肝主筋，筋主运动，故为罢极之本。这说明人的运动皆由于筋力，肝是产生人体运动的根本。所以《素问·上古天真论》说："七八，肝气衰，筋不能动。"肝藏魂，故为魂之居。肝主筋，爪为筋之余，筋和爪，皆得到肝血的濡养，则爪华而筋充。这就是说肝气旺盛，肝血充足，则筋力劲强，屈伸自如，爪甲坚韧而红润。肝属木，主升生之气，为生发之本，故曰以生血气。酸者木之味，苍者木之色。木旺于春，阳始生，故为阳中之少阳。肝属木，春亦属木，故通于春气。

（5）脾、胃、大肠、小肠、三焦、膀胱者，仓廪之本，营之居也，名曰器，能化糟粕，转味而入出者也，其华在唇四白，其充在肌，其味甘，其色黄，此至阴之类，通于土气：器，此指盛物之具，这里用以代表六腑容纳，传送水谷的功能。唇四白，即口四际之白肉。李杲："当为唇四红。"孙沛则删去"四白"二字。胃主受纳，脾主运化，小肠主泌别清浊，大肠主传导，三焦主输化，膀胱主藏津液。人食水谷之后，经过这些脏器的共同作用，化为精微物质，营养全身，并将糟粕部分，排出体外。由于它们能受纳水谷，运输津液，排泄糟粕，所以统称为器。脾主肌肉，开窍于口，脾主运化水谷精微，营气为水谷之精气，全身肌肉得水谷精气的充养，故其华在唇四白，其充在肌。甘者土之味，黄者土之色，脾属土，故曰："其味甘，其色黄。"脾为阴中之至阴，其气分旺于四季，从其主时来讲，与长夏土气相应，故曰通于土气。"至阴之类"，非单指脾，而胃、肠、三焦、膀胱，亦包括在内，因皆属脾气所统，故曰："此至阴之类。"正如张景岳说："此虽若指脾为言，而实总结六腑者，皆仓廪之本，无非统于脾气也，故曰此至阴之类。"

此段文义欠明，高士宗作如下改动，可作参考。

"脾者，仓廪之本，营之居也，其华在唇四白，其充在肌，其味甘，其色黄，此至阴之类，通于土气。"

"胃、大肠、小肠、三焦、膀胱、名曰器，能化糟粕，转味而入出者也。"这样，文意通顺，符合本节层节。

（6）凡十一脏，取决于胆也：五脏六腑，共为十一脏，此脏乃广义之脏也。

十一脏取决于胆，意思是说各脏腑所发之气，不能自决，必取于胆而后行。根据历代医家的见解，可归纳以下几个方面：

1）胆为中正之官，刚直果断而无偏私。如王冰曰："然胆者中正刚断无偏私，故十一藏取决于胆也。"

2）胆为奇恒之腑，能通连全身之阴阳。如张景岳曰："足少阳为半表半里之经，亦曰中正之官，又曰奇恒之腑，所以能通连阴阳，而皆取决于此也。"

3）胆主甲木，主春升之令，为五运六气之首，万物生长收藏皆始于春。如李东垣曰："胆者，少阳春生之气，春气升则万化安，故胆气春升，则余脏从之，所以十一脏取决于胆也。"

以上三说，各有其理，当皆宗之，然根据胆的功能，三者皆具，又当总而合之，方为全面。

复习思考题

1. "嗜欲不同，各有所通"，对临床有何意义？
2. 藏象的含义是什么？试从本节经文论述之。

五藏生成 （节选）

吴崑："五藏未病，有相因相成之理，五藏已病，亦有相生相成之理。"
孙沛："五藏相合而相生，相制而相成"。
王冰："此篇直记五藏生成之事，而无问答之辞，故不云论，后皆仿此。"

【原文】心之合脉也，其荣色也，其主肾也。肺之合皮也，其荣毛也，其主心也。肝之合筋也，其荣爪也，其主肺也。脾之合肉也，其荣唇也，其主肝也。肾之合骨也，其荣发也，其主脾也。

提示：说明五脏与外在形体组织的联系及其相互制约的关系。

（1）心之合脉也，其荣色也，其主肾也：合，配合，亦有通的意思。荣，荣华，是颜色润泽的表现。主，此指制约而言。

心主血，血行脉中，脉之动，是由于血之动。血之动，是由于心气之动。因为脉应心而动，故心与脉相合。血气荣于色，心血充足，则荣彩见于颜色。心属火，肾属水，火惟畏水，故曰其主肾也。

（2）肺之合皮也，其荣毛也，其主心也：肺主气，气达于皮毛，皮毛与肺相通，故肺与皮毛相合。张志聪："肺主气，气主表，故合于皮。"肺宣发输布精气于全体，皮毛得其滋养而荣泽。肺属金，心属火，火能克金，故其主心也。

（3）肝之合筋也，其荣爪也，其主肺也：王冰曰："木性曲直，筋体亦然，肝脏应木，故合筋。"爪为筋之余，筋为肝所生，故之华彩呈现于爪。肝属木，肺属金，金克木，故其主肺也。

（4）脾之合肉也，其荣唇也，其主肝也：脾主中土，为仓廪之官，主运化水谷精微，以生养肌肉，故脾主肌肉，与肉相合。王冰曰："土性柔厚，肉体亦然，脾脏应土，故合肉。"可作参考。脾开窍于口，唇为口之门户，唇是肉之余，故脾血充足，则口唇红润。脾属土，肝属木，木克土，故其主肝也。

（5）肾之合骨也，其荣发也，其主脾也：肾主骨而藏精，精生髓，髓养骨，故肾与骨相合。发为精血之余，精髓充满，其发必荣。肾属水，脾属土，土克水，故其主脾也。

【原文】是故多食咸，则脉凝泣而变色；多食苦，则皮槁而毛拔；多食辛，则筋急而爪枯；多食酸，则肉胝胎而唇揭；多食甘，则骨痛而发落，此五味之所伤也。故心欲苦，肺欲辛，肝欲酸，脾欲甘，肾欲咸，此五味之所合也。五脏之气，故色见青如草兹者死，黄如枳实者死，黑如炲者死，赤如衃血者死，白如枯骨者死，此五色之见死也。青如翠羽者生，赤如鸡冠者生，黄如蟹腹者生，白如豕膏者生，黑如乌羽者生，此五色之见生也。生于心，如以缟裹朱。生于肺，如以缟裹红。生于肝，如以缟裹绀。生于脾，如以缟裹栝楼实。生于肾，如以缟裹紫。此五脏所生之外荣也。色味当五脏，白当肺辛，赤当心苦，青当肝酸，黄当脾甘，黑当肾咸。故白当皮，赤当脉，青当筋，黄当肉，黑当骨。

提示：说明五味、五色与五脏的关系，以及过食五味的病变和五色主病的预后。

（1）多食咸，则脉凝泣而变色：凝泣，凝涩也。咸入肾而属水，脉属心而主火。多食咸，则肾水过盛，心火受尅，心火衰不能运行血脉，故脉凝涩而颜色变黑。正如马莳曰："心之所主者惟肾，故肾之味，主咸者也，多食咸，则心为肾伤，心之合在脉，脉则凝泣而不通，心之荣在色，色则变常而黧黑矣。"

（2）多食苦，则皮槁而毛拔：槁，枯槁。拔，脱落。苦入心而属火，皮毛属肺而主金。多食苦，则火旺尅金，肺金被火所灼而津伤，不能养其皮毛，故皮槁而毛拔。王冰曰："肺合皮，其荣毛，苦益心，胜于肺，肺不胜，故皮枯槁而毛拔去也。"

（3）多食辛，则筋急而爪枯：辛入肺而属金，筋与爪属肝而主木。多食辛，则金气过旺，尅于肝木，肝伤而血不能荣养筋与爪，故"筋急而不柔，爪枯而不润"。张景岳："辛从金化，金能尅木，故病在肝之筋爪也。"

（4）多食酸，则肉胝胎而唇揭：胝音抵，皮厚为胝。胎音绉，皮皱为胎。胝胎，即皮肤厚而皱缩。掀起叫揭。唇揭，即口唇皮干裂掀起。酸入肝属木，肉与唇属脾而主土。多食酸则肝气过盛，脾土受尅，肌肉失养，故肉厚而皱缩，唇焦而掀揭。张志聪："多食酸，是木味太过而伤脾，则肉胝胎而唇掀揭矣。"

（5）多食甘，则骨痛而发落：甘入脾而属土，骨与发属肾而主水。多食甘，则脾土过亢，肾水受克，骨发失养，故骨痛而发落。吴崑曰："甘从土化，骨发属肾水，多食甘则水受其尅，故骨痛而发落。"

（6）此五味之所伤也：五味本能养五脏，若食之过度，脏气有偏胜，则所不胜之脏，反受其害。此为制之太过而为病。

（7）心欲苦，肺欲辛，肝欲酸，脾欲甘，肾欲咸，此五味之所合也：欲：喜欢之意。合：相宜之意。五味入五脏，是五脏之所喜。五脏得五味之气所养，无有偏胜之变，则津液相成，而神自生矣。

（8）故色见青如草兹者死，黄如枳实者死，黑如炲者死，赤如衃血者死，白如枯骨者死，此五色之见死也：皆为毫无润泽之色。说明五脏败于内，五色夭于外，故知其必死。

（9）青如翠羽者生，赤如鸡冠者生，黄如蟹腹者生，白如豕膏者生，黑如乌羽者生，此五色之见生也：皆为润泽不枯之色，是有生气的表现，故知其可生。

（10）生于心，如以缟裹朱。生于肺，如以缟裹红。生于肝，如以缟裹绀。生于脾，如以缟裹栝楼实。生于肾，如以缟裹紫。此五脏所生之外荣也。生，有生气的意思。张景岳："生，生气也，言五脏所生之正色也。"缟，白色的丝绢。吴崑："缟，素帛也。"皆为明润含蓄之色，是脏器充足而色荣于外的表现。

（11）色味当五脏，白当肺辛，赤当心苦，青当肝酸，黄当脾甘，黑当肾咸：当，作"合"字解。吴崑："当，合也。"外见之色，生于五脏之气。五脏之气，生于五味，故五色五味，均与五脏以类相合也。可参照《素问·阴阳应象大论》："辛生肺，在色为白，在味为辛……"条。

（12）故白当皮，赤当脉，青当筋，黄当肉，黑当骨：当，仍作"合"字解。肺合皮，心合脉，肝合筋，脾合肉，肾合骨，故五色分别合于所主之脏。当皮、当脉……应作当肺，当心来理解，仍是内脏精气华于外的表现。正如张志聪曰："此言生于心，生于肺之色，承五脏之合而见于外也。"

【原文】诸脉者，皆属于目；诸髓者，皆属于脑；诸筋者，皆属于节；诸血者，皆属于心；诸气者，皆属于肺，此四支八溪之朝夕也。故人卧血归于肝，肝受血而能视，足受血而能步，掌受血而能握，指受血而能摄。卧出而风吹之，血凝于肤者为痹，凝于脉者为泣，凝于足者为厥。此三者，血行而不得反其空，故为痹厥也。人有大谷十二分，小溪三百五十四名，少十二俞，此皆卫气之所留止，邪气之所客也，针石缘而去之。

提示：本节叙述①脉、髓、筋、血、气的连属；②四肢关节，眼目等组织，需得血液濡养，才能发挥作用；③以痹厥为例，说明血行失常后的病变。

（1）诸脉者，皆属于目：属，连属之意，可以理解为相互关系。五脏六腑之精气皆上注于目，是通过经脉的途径实现的，正如《灵枢·口问篇》说："目者，脉之所聚也。"这是其理之一。再者，肝开窍于目，肝主藏血，心主行血，血行脉中，故诸脉皆属于目。

（2）诸髓者，皆属于脑：肾藏精，精生髓，髓聚于脑，脑为髓海，故诸髓皆属于脑。

（3）诸筋者，皆属于节：肝主筋，筋附于节，正如吴崑曰："诸筋过于骨节，必结于节间也。"高士宗也说："筋连于节，能屈能伸，故诸筋者，皆属于节。"《素问·宣明五气篇》曰："久行伤筋"，也正是说明这个道理的。

（4）诸血者，皆属于心：有两义：①心主一身之脉，为一身血液循环的总枢纽。②心为生血之源，《素问·阴阳应象大论》曰："心生血。"高士宗曰："心为君主，奉心化赤，故诸血者，皆属于心。"

（5）诸气者，皆属于肺：肺既主呼吸之气，又主一身之气，故曰："诸气者，皆属于肺。"高士宗曰："诸气者，周身荣卫外内之气也，肺为脏长，受朝百脉，故诸气者，皆属于肺。"

（6）此四支八溪之朝夕也：四支，即四肢。溪：肉之小会为溪。八溪，即两肘、两腋、两骺、两腘。朝夕：有不同解释。①作时刻不离解。如张景岳："言人之诸脉、髓、筋、血、气，无不由此出入，而朝夕运行不离也。"②作比喻解。张景岳："朝夕即潮汐之义，言人身气血往来，如海潮之消长，早曰潮，晚曰汐。"③作会合解。吴崑："朝夕，会也，古者君臣朝会谓之朝，夕会谓之夕。谓脉髓筋血气五者与四肢八溪相为朝夕而会见也。"④作盛衰解。《黄帝内经素问注解》："朝夕，有盛必有衰之谓，四肢八大关节，或左手得力，或右手得力，不能一律，即朝夕之意也。"

以上四种见解，以第一种较为恰当。主要是指人身关节和脉、髓、筋，时刻不能缺少血、气的濡养。

（7）故人卧血归于肝，肝受血而能视：肝为藏血之脏，人卧则血徐行而静，故归于肝。肝开窍于目，目得血养，则神聚于目，故能视。

（8）足受血而能步，掌受血而能握，指受血而能摄：足能步，掌能握，指能摄，虽皆属筋之作用，实皆为肝脏所藏之血进行濡养的结果。正如吴崑所说："人之所以能步，能握，能摄者，虽系于筋，若无血以养筋，则痿弱无力，足不能步，掌不能握，指不能摄矣。"

（9）卧出而风吹之，血凝于肤者为痹，凝于脉者为泣，凝于足者为厥：卧出有三解：①卧于室外。高士宗："人之卧也，必居户内，若卧出而风吹之……"②醒后起床外出。《黄帝内经素问注释》："刚刚起床而被风邪所吹袭。"③醒后汗出。《黄帝内经素问注解》："睡醒后出汗受风也。"

以上三说，虽有不同，但实质精神则是一致的，都是说明在卧出之际，腠理疏松，玄府未闭，被风邪所袭。

　　风邪袭人入血，血行不畅而凝滞，凝于皮肤，可发生顽痹麻木之症；凝于经脉，可发生血涩不利之症；凝于足部，则阳衰阴盛，可发生寒厥之症。由此可见，此风必兼挟寒也，否则，不能使血液凝滞。

　　（10）此三者，血行而不得反其空，故为痹厥也："空"与孔同，指血行之道，经遂而言。即下文所称大谷、小溪等处。三者，指上文肤、脉、足而言。血得温则行，得寒则凝，肤、脉、足，皆因风寒所客，致使血行不畅，不能循环运行于经脉之道，故为痹厥之症。虽不言泣，实则兼泣也。

　　（11）此皆卫气之所留止，邪气之所客也：此，指上文大谷、小溪而言。张景岳："凡此溪谷之会，本皆卫气留止之所，若其为病，则亦邪气所客之处也。"

　　（12）针石缘而去之：缘，因的意思。邪客经遂，用针石因其所客之处而刺之，使邪气随之而去。

　　【原文】诊病之始，五决为纪。欲知其始，先建其母。所谓五决者，五脉也。是以头痛巅疾，下虚上实，过在足少阴巨阳，甚则入肾。徇蒙招尤，目冥耳聋，下实上虚，过在足少阳厥阴，甚则入肝。腹满䐜胀，支鬲胠胁，下厥上冒，过在足太阴阳明。咳嗽上气，厥在胸中，过在手阳明太阴。心烦头痛，病在鬲中，过在手巨阳少阴。

　　提示：主要论述诊病必先求因。

　　（1）欲知其始，先建其母：对于"母"有不同解释：①应时胃气。吴崑："建，立也，母，应时胃气也。如春脉微弦，夏脉微钩，长夏脉微软，秋脉微毛，冬脉微石，谓之中和而有胃气。土为万物之母，故谓之母也。若弦甚则知其病始于脾，毛甚则知其病始于肺，石甚则知其病始于肾，故曰欲知其始，先建其母。"丹波元简亦同意此说。②致病原因。张景岳："母、病之因也，不知其母，则标本弗辨，故当先建其母，为下文某脏某经之谓。"高士宗亦同此说，"母、病本也。"

　　以上二氏之说，各有其理，若从"五决为纪"之义来讲，应以吴说为是。若从下文某脏某经之义来讲，应以张说为是。

　　（2）所谓五决者，五脉也：五脉，即五脏所现之脉象，以五脉决人生死，故谓五决。

　　（3）头痛巅疾，下虚上实，过在足少阴巨阳，甚则入肾：对于下虚上实的理解，有两种意见：①认为是两种性质的病，即症状相同，而病性不同。意思是说，头痛癫疾属实的，是足太阳为病。属虚的，是足少阴为病。如吴崑曰："下虚，少阴肾虚，上实，巨阳膀胱经实也。"②认为是同一性质的疾病，上实是由于下虚所导致。如张景岳曰："头痛巅疾，实于上也，上实者因于下虚……肾与膀胱相表里，阴虚阳实，故为是病。"

从临床实际情况来看，头痛巅疾，在辨证上，确有上述两种情况，但从本文整个精神来看，应以吴氏之解为妥，正如丹波元简说："按下文云：病在膈中，过在手巨阳、少阴，则知吴义长矣。"

若病久不愈而重者，邪由少阴太阳二经而传入肾脏，故曰甚则入肾。

（4）徇蒙招尤，目冥耳聋，下实上虚，过在足少阳厥阴，甚则入肝：少阳胆经，起于目锐眦，上抵头角，下耳后，其支者从耳后入耳中，出走耳前，至目锐眦后。厥阴肝脉，连目系，上出额，与督脉会于巅。若肝胆阳气实，而郁结于下，不能上达于目，或上荣于耳，以致正气虚于上，出现徇蒙招尤，目冥耳聋之象。正如吴崑曰："下实，肝胆自实，上虚，经脉虚也。"若病久不愈而加重者，邪由少阳厥阴二经而传入肝脏，故曰甚则入肝。

（5）腹满䐜胀，支膈胠胁，下厥上冒，过在足太阴阳明：支，有多种解释：①吴崑："支，支离而痛也。"支离，是分散之意。②张景岳："支，隔塞也。"③张志聪："支，支络。"

按：以上诸解，皆非经文原义，应作支撑解释，"支膈胠胁"即胸膈肋胁，支撑胀满。

足太阴脾脉，入腹，属脾络胃，上膈。足阳明胃脉，下膈，属胃，络脾，其直者，下乳内廉，其支者，起于胃口，下循腹里。脾与胃相表里，脾主升而胃主降，今胃气不降而上冒，脾气不升而下厥，清不升，浊不降，气机升降失常，所以胸腹胁肋，闷满撑胀。正如高士宗所说："太阴脾气不升，则下厥，阳明胃气不降，则上冒。""冒"，是犯的意思，张景岳作"冒闷"解。马莳作"上焦昏冒"解，吴崑作"头目如蒙冒"解。从本文之义来分析，"下厥上冒"，是说明病理变化机转的。不应把"冒"作为症状，所以应把冒作上犯、上冲解释较好。王冰曰："下厥上冒者，谓气从下逆上而冒于目也。"这是把"冒"作为上逆解释的。我认为不是冒于目，而是冒于胸腹胁肋。

按：以上两条，皆言甚则入肾，甚则入肝，以下三条皆不言入脏。张景岳曰："此下三节，皆不言甚则入藏，盖文之缺而义则同也。"高士宗曰："脾脏先病，故不言甚则入脾，肺脏先病，故不言甚则入肺，心脏先病，故不言甚则入心。"二说相较，以张说为优。

（6）咳嗽上气，厥在胸中，过在手阳明太阴。手太阴肺脉，起于中焦，上膈属肺，手阳明大肠脉，下入缺盆络肺。肺与大肠相表里，其气皆以下行为顺，今肺气失于肃降，大肠失于传导，脏腑不和，则气厥逆于胸，故为咳嗽上气之症。上气为喘息、逆喘之症。吴崑谓上气为浮肿，非也。

（7）心烦头痛，病在膈中，过在手巨阳少阴：心与小肠相表里，若心火旺盛，或小肠有热，上熏于心，心神被扰，则烦躁不宁，火邪上攻于头，则头为之热痛。吴崑："心烦，热而烦闷也，头痛，火痛也。"膈中，指心之部位而言，实即膈上。张景岳："膈中，膈上也。"

【原文】　夫脉之小大滑涩浮沉，可以指别；五脏之象，可以类推；五脏相音，可以意识；五色微诊，可以目察。能合色脉，可以万全。

提示：此承上节审证求因之论，进一步说明诊察疾病要有整体观念。

（1）脉之大小滑涩浮沉，可以指别：脉有阴阳，大脉为阳，多为阳强邪盛之证；小脉为阴，多为阴阳俱虚之证；滑脉为阳，多为血实气壅之证；涩脉为阴，多为气滞血少之证；浮脉为阳，多为表证；沉脉为阴，多主里证。这些脉象都可用手指按寻以分别之。此乃诊脉以知病。

（2）五脏之象，可以类推：脏居于内，而象现于外，如肝病在筋、在目，心病在脉、在舌，脾病在肉、在口，肺病在皮毛、在鼻，肾病在骨、在二阴等。其他如心主惊骇，肝主挛急，脾主肿满，肺主声咳，肾主收引等，皆为外观之征象，以类推之，可知其病发于何脏。此乃藏象理论在临床上的运用。

（3）五脏相音，可以意识：五脏均有其相应的声音，如脾音宫、肺音商、肝音角、心音徵、肾音羽。医者于其所发之声音，意会而默识之，即可知病在何脏及由何脏传于何脏也。如宫之宫，为脾家实；宫之商，为脾病传肺；宫之角，为脾病传肝，宫之徵，为脾病传心；宫之羽，为脾病传肾。余可类推，凡此五五二十五音。此乃闻声以知病。

五音，为古代的五音，又称五声。宫为土音，其声重厚大而和；商为金音，其声敏疾，轻而劲；角为木音，其声圆长，调而直；徵为火音，其声抑扬递续和而长；羽为水音，其声低平掩映沉而深。这五种声音原来用于音乐的，后来用于医学闻诊，每多不验，很久以来，已无人运用。

（4）五色微诊，可以目察：五色，即肝青、心赤、脾黄、肺白、肾黑。外见之五色，与在内之五脏是相应的。察五色，既要察色之润泽与晦暗，又要察色之生克与乘侮，但其色往往微而不显，医者必须目察其微而剖析之，即王冰所说："目明智远者，可以占视而知之。"此乃望色以知病。

（5）能合脉色，可以万全：五脏有病，各显其脉，各见其色，然色有多种，脉有多端，察之不可不详；色与脉有相应的，有不相应的，察之又不可不慎。故医者必色脉合参，把四诊所获得的材料，加以认真的综合分析，做出正确的诊断，然后进行治疗，方可以万全而无一失。所谓万全，并非百分之百的痊愈，而是正确无误之意，正如王冰所说："然其参校异同，断言成败，则审而不惑，万举万全。"

【原文】凡相五色之奇脉，面黄目青，面黄目赤，面黄目白，面黄目黑者，皆不死也。面青目赤，面赤目白，面青目黑，面黑目白，面赤目青，皆死也。

提示：察五色之变化，以推断疾病的预后。

《针灸甲乙经》无"之奇脉"三字。

万物得土则生，失土则死，人有胃气则生，无胃气则死，土居中央，其色为黄，凡面带黄色者，胃气犹存，故能生。若面无黄色，胃气已绝，故必死。

五藏别论

高士宗曰："此承上篇五藏生成，而复论五藏之别也。肝心脾肺肾，五藏之正也，脑髓骨脉胆女子胞，五藏之别也。"

【原文】黄帝问曰：余闻方士，或以脑髓为脏，或以肠胃为脏，或以为腑，敢问更相反，皆自谓是，不知其道，愿闻其说。岐伯对曰：脑、髓、骨、脉、胆、女子胞，此六者，地气之所生也。皆藏于阴而象于地，故藏而不泻，名曰奇恒之府。夫胃、大肠、小肠、三焦、膀胱，此五者天气之所生也，其气象天，故泻而不藏。此受五脏浊气，名曰传化之府，此不能久留，输泻者也。魄门亦为五脏使，水谷不得久藏。

提示：说明奇恒之腑，和一般脏腑的主要区别。

（1）或以脑髓为脏，或以肠胃为脏，或以为腑，敢问更相反，皆自谓是，不知其道，愿闻其说。脏腑名称，众说不一，各自为是，故以此为问。张景岳："脏腑之称，异同不一，故欲辨正之也，即在本经，亦有之矣。如《素问·灵兰秘典论》曰：'愿闻十二脏之相使。'《素问·六节脏象论》曰：'凡十一脏取决于胆也，'是亦此类。"

（2）脑、髓、骨、脉、胆、女子胞，此六者，地气之所生也：皆脏于阴而象于地，故藏而不泻，名曰奇恒之府。

此六者在性能上，是属阴象也，主藏蓄阴精，与五脏功能近似；而在形状上又都是中空的，又与六腑近似。既不完全像脏，又不完全像腑，所以称为奇恒之腑。"藏而不泻"是与下文"泻而不藏"相对而言，不是绝对的不泻。

（3）夫胃、大肠、小肠、三焦、膀胱，此五者天气之所生也。其气象天，故泻而不藏。此受五脏浊气，名曰传化之府，此不能久留，输泻者也：此说明六腑功能与奇恒之腑的区别，不言六腑，而只言"此五者"，因胆为奇恒之腑，此不再言也。

六腑属阳，其气最盛，阳气主动，运行不息，六腑传导水谷，变化而出，好像天气之所出生，亦好像天气健运不息一样。六腑的功能是主消化水谷，吸收精华，排泄糟粕的，其精气的运行，糟粕的排泄，俱不能停留，故曰泻而不藏。泻而不藏亦是与上文"藏而不泻"相对而说的，不是绝对的不藏。

此受五脏浊气，历代医家有不同解释。如①马莳："此则受五脏之浊气而传化之，名曰传化之腑。"②张志聪："夫脏为阴，地为阳，地之浊气升于天，天受之而复降于下，故名曰传化之腑。"③《黄帝内经素问白话解》："必须接受五脏之精气，才能营其正常功能。"

此"浊"字，究竟是废浊之浊还是浓郁的水谷精气？张、马之解不太明确。我们认为此"浊"应是废浊之浊，因为五脏在生理活动过程中，所剩余的废浊无用部分，必须通过六腑才能排出。

（4）魄门亦为五脏使，水谷不得久藏：魄门，古魄与粕通用，魄门即肛门，因肛门传送糟粕，故名魄门。王冰谓"内通于肺，故曰魄门"，未免牵强。故丹波元简曰："王注恐凿矣。"使，役使，"魄门"亦为五藏使，是说肛门听命于五脏的意思，亦即受五脏支配之意。因为肛门是糟粕排出体外的最后一段，故曰"水谷不得久藏"。

【原文】所谓五脏者，藏精气而不泻也，故满而不能实。六腑者，传化物而不藏，故实而不能满也。所以然者，水谷入口则胃实而肠虚，食下则肠实而胃虚。故曰实而不满，满而不实也。

提示：主要说明五脏、六腑的功能特点。

本节经文，应分两段理解。

（1）从"所谓五脏者"至"实而不能满"为一段。主要说明脏腑在功能上的区别。"满而不能实"，是说五脏所化生贮藏之精气，应经常地以丰满充盈为主，而不得郁结，反之，则郁结成实而为病。"实而不能满"是说六腑的功能主要是以饮食物的传化为主，却不能满而不泻的。正如张景岳曰："五脏主藏精气，六腑主传化物，精气质轻，藏而不泻，故但有充满，而无所积实，水谷质浊，传化不藏，故虽有积实，而不能充满。"

（2）从"所以然者"以后为一段。主要说明胃肠的虚实关系，饮食入胃则胃实，下入于肠则胃虚而肠实。如此虚实互相交替，才能保持正常生理状态。若肠胃俱实，则生满病。

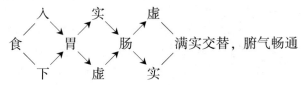

满实交替，腑气畅通

按：以上两节，首先明确了脏腑分类法，把内脏分为五脏、六腑和奇恒之腑三类。然后又将脏腑的主要功能加以区别。用藏、泻、满、实四个字（藏与泻，满与实），说明脏与腑的功能不相同，以及脏与腑之间的关系。这对于临床有着重要的指导意义。在长期的临床实践中，证实了奇恒之腑并非孤独之脏，故将其分别属于五脏。但"奇恒之腑"的分类，临床并无重要意义。

【原文】帝曰：气口何以独为五脏主？岐伯曰：胃者水谷之海，六腑之大源也。五味入口，藏于胃以养五脏气，气口亦太阴也，是以五脏六腑之气味，皆出于胃，变见于气口。故五气入鼻，藏于心肺，心肺有病，而鼻为之不利也。

提示：说明气口脉与五脏的关系。

1. 脉取气口的意义

气口，又称"脉口""寸口"（《灵枢·终始篇》称为"脉口"，《素问·六节藏象论》称为"寸口"），名称虽不同，但实质精神则是一致的，张景岳对气口之义，解释比较清楚，他说："气口之义，其名有三：手太阴肺经脉也，肺主诸气，气之盛衰见于此，故曰气口；肺朝百脉，脉之大会聚于此，故曰脉口；脉出太渊，其长一寸九分，故曰寸口。是名虽三，而实则一耳。"

五脏六腑，皆赖于胃化生的水谷之气为之充养，而水谷之气，是通过经脉循行的，经脉之气，又会聚于寸口，寸口为肺脉所主，故本文曰："五脏六腑之气味，皆出于胃，变见于气口。""气口亦太阴也。"这说明了肺与胃的密切关系。

气口本为肺脉所主，为什么说"气口亦太阴也"？因为手太阴肺的通调四布，必须有足太阴脾的转输灌溉。气口虽为肺所主，但实为脾所达，故曰气口亦太阴也。张景岳曰："气口本属太阴，而曰亦太阴者何也？盖气口属肺，手太阴也，布行胃气，则在于脾，足太阴也。……胃气必归于脾，脾气必归于肺，而后行于脏腑营卫，所以气口虽为手太阴而实即足太阴之所归，故曰气口亦太阴也。"丹波元简："按张、马所解，其理虽详备，而考之经文，似不太明。李中梓诊家正眼，删'亦'字。"此说较佳。

2. 五气入鼻和心肺的关系

本节经文前一段说明五味入口藏于胃；后一段说明五气入鼻，藏于心肺。五气，自然界之清气也，亦即《素问·六节藏象论》中的"天食人以五气"之气。地之五味必须与天之五气结合起来，才能发挥其濡养五脏的作用。因天气由鼻而入，鼻为肺窍，故曰藏于肺，肺与心同居上焦，气血相互为用，故亦曰藏于心也。藏于心肺，还含有在心肺进行调节的意思。

【原文】凡治病必察其下，适其脉，观其志意，与其病也。拘于鬼神者，不可与言至德；恶于针石者，不可与言至巧。病不许治者，病必不治，治之无功矣。

提示：①诊察疾病，要全面而细致。②不信医者，不治。

（1）必察其下：对于"下"，有不同解释：①王冰："下谓目下所见可否也。"②张景岳："下言二阴。"③杨上善："必察其上下。"

王氏所言"下"，是望诊的意思。张氏所言"下"是指大小便。杨氏所言"上下"，是指全身上下情况，根据经文之义，应从《太素》。

（2）适其脉：张景岳："适，测也。"气口为脉之要会，能候人之五脏之精气，以决死生。医者必平心静气，测候各种脉象的变化。

（3）观其志意：观，是观察。观其志意，是观察患者的情志变化，如喜怒忧思悲恐惊，伤人为病等。吴崑："求其志意，为之施治。如怒伤肝，喜伤心，思伤脾，意伤肺，恐伤肾，皆志意为病。又如先富后贵，先贵后贱，亦当会其意志而为之处治也。"

（4）与其病也：杨上善作"与其病能"。当从。病能，有两种意义：①病理功能。如《素问·风论》："五藏风之形状不同者何？愿闻其诊即其病能。"②病的形态。古代"能"和"态"是通用的。如《素问·阴阳应象大论》曰："病之形能也"。

（5）拘于鬼神者，不可与言至德：至法，此指医学理论。迷信鬼神之人，唯知祈祷，崇尚虚无，与言医理，必不见信，故不可与言至法也。正如《史记·扁鹊》云："信巫不信医，六不治也。"

（6）恶于针石者，不可与言至巧：针石治病，能调阴阳，和气血，通经络，愈病甚速，至为精微，至为巧妙。若遇憎恶针石之人，不可与言针石巧术，即言之，亦必不信，故不可与言。

（7）病不许治者，病必不治，治之无功矣：病不许治者，一则属于讳疾忌医之辈，一则属于信医不笃之人，如拘于鬼神，恶于针石之类皆是。似此病不许治之人，病必难治，若勉强治疗，亦断难成功。

　　按：本条最后一段，介绍了对待不同思想要求的患者所采取的方式方法。我们应该很好地体会这种为了掌握患者心理而机动灵活的治疗方法。医生若遇见这样的患者，应尽力做好说服教育工作，不能拂袖而去，弃而不治，这也是我们应有的态度。

复习思考题

1. 怎样理解脏腑"藏与泻"和"满与实"的关系？
2. 为什么诊脉要独取寸口？
3. 治病要注意什么？你是怎么认识的？

汤液醪醴论

汤液，是用五谷煮的汁液。醪醴是古代用粮食制成的酒类，正如吴崑所说："物之可以成汤者，皆名汤液，谷之造作成酒者，皆名醪醴。"醪是比较浓厚的浊酒，醴是较淡薄的甜酒。古人治病，常用汤液醪醴，所以汤液已成为煎剂的专称，醪醴是药酒类的最早形成。本篇首先论述了汤液醪醴的制法和应用，故以名篇。

目的和要求

1. 了解汤液醪醴对方剂发展的意义。
2. 掌握阳气虚形成水肿的机制。
3. 掌握"开鬼门、洁净府"的治疗法则及其临床运用。
4. 理解"神不使"和"病为本、工为标"等理论的临床意义。

【原文】黄帝问曰：为五谷汤液及醪醴奈何？岐伯对曰：必以稻米，炊之稻薪，稻米者完，稻薪者坚。帝曰：何以然？岐伯曰：此得天地之和，高下之宜，故能至完，伐取得时，故能至坚也。

提示：以稻米为例，说明汤液醪醴的原料和制法。

本文可分为两段来讨论。

1. 汤液醪醴的原料和制法

汤液醪醴是以五谷为原料的，五谷，即麦、黍、稷、稻、豆。"为五谷汤液及醪醴"，为，是制作之意，是说用五谷都可做成汤液、醪醴，用以养生和治病。岐伯乃以稻米为例以答黄帝之问。

2. 用稻米和稻薪制造汤液醪醴的意义

稻生于阴月，成于阳月，得天地阴阳中和之气较全，且稻禀天之气而长，得地之气而生，而又收割于秋，所谓"得时"，是指得秋令天气胜、地气肃之时。所以说，稻米者，其质完备，稻节薪者，其质坚韧，故以稻米为汤液醪醴之料，以稻薪为汤液醪醴之炊。由此可见，五谷皆能为汤液醪醴，而以稻谷为最佳，其酒味甘而性柔，药用为优。至于用稻薪为炊，无临床实际意义，不必拘泥。

本文"高下之宜"的"高下"，当作天地解。

按：汤液醪醴为汤剂之始，历代医家在此基础上不断改进和发展，逐步形成了比较完善的诸多方剂。

【原文】帝曰：夫病之始生也，极微极精，必先入结于皮肤。今良工皆称曰病成，名曰逆，则针石不能治，良药不能及也。今良工皆得其法，守其数，亲戚兄弟远近音声日闻于耳，五色日见于目，而病不愈者，亦何暇不早乎？岐伯曰：病为本，工为标，标本不得，邪气不服，此之谓也。

提示：主要说明医生与患者，必须密切合作，才能将病治好。

（1）病成：指病邪内传，病证已成严重的难治之病。

（2）得其法，守其数：法，是法则，指治疗大法，如正治法，反治法，求本法。数，是度数，如开方用药，针刺等。得守，是掌握之意。

（3）亦何暇不早乎：有两种说法，一是认为治疗的太迟，如马莳说："亦何不早治，而使病之至于斯也。"一是认为治疗的不迟，如《素白》说："这还说是没能得到早治吗？"

（4）标本不得，邪气不服：标本不及，指患者和医生不合作。邪气不服，指病邪不能被征服。标本不得，关乎患者和医生两个方面的问题。在患者方面：如小病不治，大病失误，吃药怕苦，针刺怕痛，隐瞒病情，不信任医生等。在医生方面：如诊断不认真，用药马虎，不听患者主诉，骄矜自作聪明，或不学无术，江湖习气。在这两方面中，医生是矛盾的主要方面。但需要说明的一点，在本节论述中，医生是没有责任的。

【原文】帝曰：其有不从毫毛而生，五脏阳以竭也，津液充郭，其魄独居，孤精于内，气耗于外，形不可与衣相保，此四极急而动中，是气拒于内，而形施于外，治之奈何？岐伯曰：平治于权衡，去菀陈莝，微动四极，温衣，缪刺其处，以复其形。开鬼门，洁净府，精以时服，五阳已布，疏涤五脏，故精自生，形自盛，骨肉相保，巨气乃平。帝曰：善。

提示：本节举水肿病例，论述它的病因、症状和治疗原则。

以下共分三段，以释其义。

1. 病因与病理

五脏阳以（张景岳：以作已）竭也，是发生本病的根本原因。人体水液的输布和通调，有赖于阳气的温化蒸腾，五脏阳以竭，是有阴无阳也，无阳则肺不能布，脾不能运，肾不能化，三焦不通，水道失调，故"津液充郭"而为水肿。张景岳："津液水也，郭，形体胸腹也。"郭同廓。

阴无阳不行，水无气不化。阳气衰竭，阴气独盛，故曰："魄独居"（魄者阴之属，指阴精而言）。阴盛则阳愈衰，所以说孤精于内，气耗于外。正如张景岳所说："精中无气，则孤精于内，阴内无阳，则气耗于外。"终成阴精孤存于脏腑躯廓之内，卫阳之气衰耗于躯廓肌肤之外的状态。

2. 症状与治则、治法

（1）症状：阴盛阳衰，水气泛滥，形体浮肿。

水肿 $\begin{cases} \text{形不可与衣相保，四极急——全身肿胀较甚} \\ \text{动中——兼有喘促} \end{cases}$

形不可与衣相保：形体肿胀，衣不适用，故曰不相保。保，全也。

四极急：四极即四肢。急，是肿急。脾主四肢为诸阳之本，今脾虚不运，阳气不行，故四肢多阴而肿急。

动中：是喘咳不宁之意，因脾肾阳虚，水湿不化，水气迫肺，肺失肃降，肺气上逆，故喘咳。

这些症状的出现，总由于阴盛阳衰，水气泛滥所致。

（2）治则与治法：主导思想"平治于权衡"，治疗水肿要针对病的性质，阳虚补其阳，阴盛消其阴，使其阴阳平衡，则水肿自消。

治则："去菀陈莝"。高士宗："菀，积也，陈，久也，莝，腐也。"去菀陈莝，是除去其积久之腐秽。这里是说要驱除体内的积水，这是治疗水肿的基本法则，但它并不能适应水肿病的各个阶段，只是一个治标的办法。

外治法："微动四极"，脾主四肢，四肢为诸阳之本，让患者轻微活动四肢，可使阳气逐渐宣通，以利恢复。

温衣：让患者穿着温暖的衣服，以助肌表之阳而阴气易散。

缪刺：张景岳："缪，异也，左病刺右，右病刺左，异其处，故曰缪刺。"又："刺络脉，不刺经脉，亦称为缪刺。"通过缪刺，一则可以调整阴阳，一则可以宣通络脉，去络之留滞，以上为外治法。

内治法："开鬼门，洁净府"。鬼门指汗孔，净府指膀胱。开鬼门就是发汗，洁净府就是利小便。水在表者，汗而出之；水在里者，利而出之。开鬼门可以使肺气畅达（肺主皮毛），"治节"有权，洁净府可以使膀胱无停潴，气化复常，如此表里畅通，水道通调，而肿自消。这是治疗水肿的基本方法。

3. 治疗后的变化

$$治疗后\begin{cases}精以时服\\五阳已布\\疏涤五脏\end{cases}精生形盛，骨肉相保，正气乃平$$

精以时服：精，是真精、正气。以，作依解。服，是行的意思。张介宾："水气去则真精服。服，行也。"精以时服，就是说水邪已去，正气来复，正气仍依照四时的常规而运行全身。

五阳已布：五阳，即五脏（包括六腑）的阳气。五阳已布，即五脏的阳气能输布流通。

疏涤五脏：疏，是疏通，涤是洗涤。疏涤五脏，是指通过上述方法治疗后，使脏腑积邪祛除净尽之义。

巨气乃平：巨气，即大气，正气。如马莳云："巨气大气也，正气也。"巨气乃平，是说邪气已去，正气也恢复正常。

平人气象论

平人气象，是指健康无病，气血和平人的脉气与脉象而言。因为脉不能自行，必须随气而至，所以称之为"气象"。胃为水谷之海，气血生化之源，胃气的强弱与否，直接关系到疾病的预后是否良好，所以在诊察脉象时，首先要注意脉有没有胃气的存在。正如高士宗所说："欲知平人之脉，当以病脉、死脉参之；欲知病脉死脉，当以胃气准之。"本篇主要是论述脉象的诊察方法，是以常衡变，以变知病，分析比较，然后得出病情。其指导思想是，欲知其变，先知其常。故以"平人气象论"名篇。

目的和要求

1. 掌握平人的脉息、至数和调摄方法。
2. 理解"脉以胃气为本"的道理及临床意义。
3. 理解四时五脏平脉、病脉、死脉的形象和鉴别特点。
4. 了解虚里诊法即脉诊与尺肤诊合参在临床上的意义。
5. 了解水肿、黄疸、胃疸的病机、病证，掌握妊娠脉的特点。
6. 了解真脏脉的含义。

【原文】胃之大络，名曰虚里，贯膈络肺，出于左乳下，其动应手，脉宗气也。盛喘数绝者，则病在中；结而横，有积矣；绝不至曰死。乳之下其动应衣，宗气泄也。

提示：说明按虚里的临床诊断意义。

（1）其动应手，脉宗气也：胃为水谷之海，宗气是胃中水谷精微所化生，气为阳，阳主动，营血之搏动，是以气为原动力，故知其动应手者，即宗气之动也。这是说明虚里与胃、宗气的关系。

（2）病在中：如果虚里搏动急剧而时有断绝，是中气或心肺有了病变。对此有不同见解：

1）张景岳："中气不守。"

2）马元台："病当在胃之中。"

3）张志聪："宗气病于膻中也。"

（3）结而横：是说脉来中止，其形充大，兼有弦硬之象，多为气血瘀滞成积。对于"结而横"，亦有数说：

1）马元台："其脉结而且横，则内必有积，此脉之太过也。"

2）吴崑："横格于指下也。"

3）张景岳："若有停阻，则结横为积，故凡患病者多在左肋之下，因胃气积滞而然。"

按：本文是说虚里脉之动象的，应以马、吴之解为妥。

总之，虚里脉的动象有四种，不外虚实两证。

$$虚里\begin{cases}盛喘数绝\begin{cases}有力——实证\\无力——虚证\end{cases}多为虚证\\结而横——实证\\其动应衣——虚证\\绝不至——濒死\end{cases}$$

【原文】颈脉动喘疾咳，曰水。目裹微肿，如卧蚕起之状，曰水。溺黄赤安卧者，黄疸。已食如饥者，胃疸。面肿曰风。足胫肿曰水。目黄者曰黄疸。

提示：主要说明水肿病和黄疸病的望诊要点。

（1）颈脉动喘疾咳：颈脉，指结喉旁动脉，古称人迎脉，属阳明。动，指颈动脉搏动过甚，异于平常。喘疾咳，为喘咳气急。正如马莳所说："其脉则动，其气则喘，其咳则疾。"此为水气内动，侵于阳明则颈脉动，水溢于肺则喘咳疾急。

（2）目裹微肿，如卧蚕起之状：目裹，指眼胞。眼胞属脾，脾恶湿，眼胞浮肿薄亮，为水邪侵及脾胃，循经上溢于目胞，是水肿病的先兆。

（3）溺黄赤安卧者，黄疸：小便黄者，属于内热；体困嗜卧，由于湿滞，可见于湿热蕴结的黄疸病。

（4）已食如饥者，胃疸：胃热则消谷善饥，故称胃疸。

（5）面肿曰风：风为阳邪，头为诸阳之会，"阳受风气"，则经脉之气运行失和，故面肿。此为风热阳邪所致。但也有人认为此属风水之肿。如马莳曰："然水证有兼风者，其面发肿。"张隐庵曰："面肿者，知其为风水也。"张琦曰："即风水之候，风鼓水气上行于面也。"

按：面肿因风，是否兼水，临床上当据其证而辨。

（6）足胫肿曰水：水为阴邪，足胫为下为阴，"阴受湿气"，水湿停聚，故足胫肿胀。亦可由于脾肾阳虚，水液失于运化和蒸腾，内停之水流注于下而致足胫肿，多属于阴水。

(7) 目黄者曰黄疸：目为肝窍，黄为土色，目黄为肝热脾湿，蕴结熏蒸，循经上见于目。

【原文】 妇人手少阴脉动甚者，妊子也。

提示：指出妇女妊娠的脉象。

对"手少阴脉动甚"，历代医家认识不一，有的说是心脉，有的说是肾脉。例如：王冰曰："手少阴脉，谓掌后陷者中，当小指动而应手者也。"即神门穴处。张志聪曰："以妇人之两手尺部诊之。"

按：心主血，肾藏精，精充血旺，乃能养胎。故脉象流利滑动，呈现气血壮旺的有生之气。从临床实践来看，也多以肾脉动甚者测候妊娠，但也有人按神门穴处以候妊子，并认为准确可靠，有待进一步探讨。因此，心脉、肾脉互相参照，对妊娠判断的可靠性会更大一些。然而，这里面有一个问题须加讨论，即《内经》中言寸口，无寸关尺之分，《难经》始有分属。我们认为，"手少阴脉动甚者"，当指心脉，应宗王氏之说。

【原文】 脉有逆从四时，未有脏形，春夏而脉瘦，秋冬而脉浮大，命曰逆四时也。风热而脉静，泄而脱血脉实，病在中脉虚，病在外脉涩坚者，皆难治，命曰反四时也。

提示：说明脉逆四时即脉证不符的现象。

1. 脉与四时相逆

人与季节气候是息息相关的。四时气候的变化，人的脉象亦随之而有所不同。脉与时令相应者，称为顺四时，反之为逆四时。正本文所谓"脉有逆从四时，未有藏形"。逆为反，从为顺，脉有逆从四时，即脉不顺从于四时。"未有藏形"，即当其时而不见五脏应时之脉象，如春弦、夏钩、秋毛、冬石，却而反见逆时之脉。例如：

(1) 春夏而脉瘦：瘦，瘦小。《素问·玉机真藏论》作沉涩。春夏为阳，正当生长之时，脉当浮大，反而瘦小，瘦小为阴，阳时见阴脉，脉时相反。

(2) 秋冬而脉浮大：秋冬为阴，正当收藏之时，脉宜沉细，反而浮大，浮大为阳。阴时见阳脉，亦为脉时相反。

以上为脉与时相逆，下面再讲一下，脉与证相逆的问题。

2. 脉与证相逆

(1) 风热而脉静：风热为阳邪，风热之病，脉宜躁动而反沉静，沉静为阴，是阳证见阴脉，为正气虚衰，不能与邪相争的表现。

（2）泄而脱血脉实：泄，泄利。脱血，失血过多。泄而脱血，伤精耗气必甚，其脉当虚，反而见实，为正气虚衰，邪气独盛之象。

（3）病在中脉虚：中，内里之意。病在中，则邪实于内，脉应沉实，而反虚弱，为邪盛于里，正气虚而难支之象。

（4）病在外脉涩坚：外感之病，邪在肌表，正气奋而抗邪，脉宜浮滑，反见涩坚，为邪盛正虚，表证见里脉之象。

以上四种，皆为脉不应病，病不应脉，正气虚衰，邪气独盛之象，皆为难治之证，亦犹脉之反四时也。

按：本条以整体观念，说明无病之脉要随着季节气候的变化而变化，有病之脉，亦贵阴阳外内之相应。否则，即为逆四时、逆病证；逆则病进而难治。对于这些反常的病理变化，在临床上应予特别注意。

【原文】人以水谷为本，故人绝水谷则死，脉无胃气亦死。所谓无胃气者，但得真脏脉，不得胃气也。所谓脉不得胃气者，肝不弦、肾不石也。

提示：诊脉应注意脉有无胃气。

1. 脉与胃气的关系

胃为水谷之海，为气血生化之源，五脏六腑均需得水谷之精气为之充养，才能发挥其正常功能。可以说胃气是人体活动功能的来源，不可没有，如果没有胃气，就断绝了活动机能的来源。故本文指出："人绝水谷则死。"脉是人体一个重要组成部分，也要依靠水谷之气的滋养，所以脉中必须有充足的胃气，才是健康的现象。反之，若脉无胃气，则预后不良，故本文又指出："脉无胃气亦死。"况脉又与脏腑相连，内脏精气充盛与否，可从脉象反映出来。

何谓有胃气之脉？根据经文之义，可以这样说："脉缓均匀，不浮不沉，不大不小，不疾不徐，不长不短，应手冲和，意态悠扬，即为有胃气之脉。"

2. 脉无胃气的现象

脉无胃气，真脏脉见，如"但钩""但毛""但弦""但代""但石"等，皆为无胃气之脉。此言"肝不弦""肾不石"，即是指弦、石之脉失去柔缓之象，而成"但弦""但石"之状。正如吴崑所说："肝不弦，肾不石，以其无冲和胃气。"

无胃气之脉可以概括为：举按坚强、搏击有力、如操带钩、如新张弓弦、如鸟之喙等，或微渺在骨，按之不可得；或空虚无根，散乱无绪。前者为太过，后者为不及，皆失冲和柔缓之象。

按：本节强调了脉有胃气的重要性，因人赖水谷之气以生，而水谷之气又依脾胃之气以化，因此，只有胃气旺盛，才能化生精微以养五脏气。脏气得养，则脉搏可出现冲和柔缓的有胃气之象。若胃气败绝，则精气来源涸竭，脏腑经脉皆失其养，从而出现真脏之脉，成为死候。

宣明五气

历代医家对"五气"有不同的解释。兹举数家于下，以作参考。

马莳："此篇宣明五脏之气，故名篇。"

张志聪："此篇承上章而宣明五气五味，五脏五邪。"

吴崑："五气，木火土金水也。"

高士宗："盖天地之数，不外于五，人身形藏，总属于气。故举五味所入，五气所病，五精所并，五脏所恶，五脏化液，五味所禁，五病所发，五邪所乱，五邪所见，五脏所藏，五脏所主，五劳所伤，五脉应象，而宣明五气也。"

【原文】五味所入：酸入肝、辛入肺、苦入心、咸入肾、甘入脾，是谓五入。

提示：指出食物及药物归属五脏的一般规律。

五味所入，是古人根据五行应五脏的理论而提出的，如《素问·阴阳应象大论》说："木生酸，酸生肝，金生辛，辛生肺，火生苦，苦生心，水生咸，咸生肾，土生甘，甘生脾。"因为脏腑功能不同，对于饮食和药物的选择性上也有所不同，药物归经和药物炮制（醋炒、盐炒、土炒）亦大都基于这种理论，至今仍有实际意义。

胃为水谷之海，五味入胃，然后分别入于所相应之脏，如《素问·至真要大论篇》说："夫五味入胃，各归所喜攻。酸先入肝，苦先入心。甘先入脾，辛先入肺，咸先入肾。"根据这个道理，此处五味所入，虽未言先，也应有"先"的含义。

【原文】五气所病：心为噫，肺为咳，肝为语，脾为吞，肾为欠、为嚏，胃为气逆、为哕、为恐，大肠小肠为泄，下焦溢为水，膀胱不利为癃，不约为遗溺，胆为怒，是谓五病。

提示：论述脏腑气逆和气机失调的病变。

（1）心为噫：噫，即嗳气，是气失于平所致。嗳气应属于胃，而此为何又属于心呢？因脾与胃相表里，脾脉从胃直上过横膈，注入心中。若胃气上逆于心，可为噫，或火土气郁，不及舒伸，亦可为噫。从临床讲，有些心情不乐之人，即噫气频频。

（2）肺为咳：《素问·阴阳应象大论》说："肺在变动为咳，故凡咳嗽，皆关于肺。"清·陈修园说得比较形象，他说："肺为钟，撞则鸣，风空入，外撞鸣，劳损积，内撞鸣。"

（3）肝为语：肝为将军之官，在志为怒，若肝气抑郁，疏泄失常，如木之枝条委曲而自欲多言语也。肝气不舒，欲多言语以自畅也。试观大怒之人，往往言语多于平常。

（4）脾为吞：对于吞的解释，意见不一，例如：

1）张志聪："脾主为胃行其津液，脾气病而不灌溉于四脏，则津液反溢于脾窍之口，故为吞咽之证。"

2）张景岳："脾受五味，故为吞。象土包容，为物所归也。"王冰、马莳、吴崑皆与此解相同。

3）高士宗："吞，舌本不和也。"

按：从本条经文来看，是讲病理的，不是讲生理的，应以第一种解释为优。

（5）肾为欠、为嚏：《灵枢·口问》曰："阳者主上，阴者主下，故阴气积于下，阳气未尽，阳引而上，阴引而下，阴阳相引，故数欠。"又曰："阳气和利，满于心，出于鼻，故为嚏。"由此可见，欠和嚏，皆关乎阴阳二气，而五脏阴阳之气，又皆由肾所主，故欠、嚏与肾有关。

（6）胃为气逆、为哕、为恐：哕，呃逆也。胃以和降为顺，若胃病失于和降，其气上逆，发为哕证。恐为肾志，肾属水，土邪盛则尅水，故为恐。

（7）大肠小肠为泄：大肠、小肠，受盛水谷，转化糟粕，若传导失职，泌别清浊失常，则水谷下注而为泄。

脉要精微论

脉，指脉体，脉体是由营血灌养而充实，营血赖心气的推动而运行，故脉能反映出内脏气血的盛衰。而本篇所说的脉是指脉诊而言，是脉象的诊察方法。脉诊是由脉搏的搏动变化来探察、推测内脏的生理病理变化情况。要，是重要、扼要。脉要即诊脉之要。

本篇主要说明脉诊的方法，以及应与望、闻、问、切等诊法密切配合，参照五色、声音、阴阳、四时等各方面，进行综合分析，然后才能察知疾病的虚实及预后。而经文中特别强调了望色、切脉的重要性，其理论又非常精微，故以"脉要精微"名篇。

目的和要求

1. 从气血运行与体内外环境的关系，领会"诊法常以平旦"的意义。
2. 理解诊脉的原理及其在临床诊断中的价值。
3. 掌握望五色辨善恶的要点。
4. 掌握四诊合参的意义及其在临床中的应用。
5. 从四时脉象的一般变化规律，理解人与天地四时相应的理论。

【原文】黄帝问曰：诊法何如？岐伯对曰：诊法常以平旦，阴气未动，阳气未散，饮食未进，经脉未盛，络脉调匀，气血未乱，故乃可诊有过之脉。切脉动静而视精明，察五色，观五脏有余不足，六腑强弱，形之盛衰，以此参伍，决死生之分。

提示：主要说明诊脉的适宜时间和诊脉必须与望诊结合起来，才能诊断更准确。

兹从两个自然段以析其义：

1. "平旦"是诊脉的最好时间

"平旦"是清晨时分，为阴阳交会之时。张景岳："平旦者，阴阳之交也。阳主昼，阴主夜，阳主表，阴主里，凡人身营卫之气，一昼一夜五十周于身，昼则行于阳分，夜则行于阴分，适至平旦，复皆会于寸口。故《难经》曰："寸口者，脉之大会，五脏六腑之所终始也。"

（1）阴气未动，阳气未散：滑寿："平旦未劳于事，是以阴气未扰动，阳气未耗散。"

（2）饮食未进：饮食入则气血增，过时不入则气血少，人在平旦之时，气血平调，食未进则络脉气血未盛。人体处于络脉调匀、气血未乱的状态。

在这种体内外环境安静的情况下，故乃可诊有过之脉。

有过之脉：过，过失也，脉因病而失常，也就是有病之脉。张景岳："有过，言脉不得中而有过失也，夫脉者气血之先也，气血盛则脉盛，气血衰则脉衰，气血热则脉数，气血寒则脉迟，气血微则脉弱，……凡此之类，是皆有过之谓。"

本节所说的"诊法"，是指诊脉而言，不是广义的诊法。

2. 脉诊与望诊结合

脉诊为四诊之一，是诊法不可缺少的部分，但唯独依靠诊脉一法，是不能够全面了解病情的，正如《素问·征四失论》告诫我们的"诊病不问其始，忧患饮食之失常，起居之过度，或伤于毒，不先言此，卒持寸口，何病能中。"所以本节明确地提出了"切脉动静，而视精明，察五色……"

（1）切脉动静：切脉，谓以指切近于脉也，亦即按索之谓。动静，是脉搏的动静变化，借以诊察人体阴阳的盛衰。脉的形状和至数，皆可以分阴阳。静是与动相对而言，并不是静止之意，如浮脉为动为阳，沉脉即为静为阴；滑脉为动为阳，涩脉即为静为阴；大脉为动为阳，小脉即为静为阴；数脉为动为阳，迟脉即为静为阴；促脉为动为阳，结脉即为静为阴，如此等等皆是。

（2）视精明，察五色：精明，是目之精光。五脏六腑之精气皆上注于目而为之精，视目之精明，可以诊脏腑之神气。五色，是青、黄、红、白、黑，为五脏神精之显露。察五色的变化，一方面可以知病在何脏，另一方面，可以知其生剋。

（3）观五脏有余不足，六腑强弱，形之盛衰：观，并不单指望，含有观察认识的意义。正如张景岳所说："观脏腑虚实，以诊其内，别形容盛衰以诊其外。"

（4）以此参伍，决死生之分：参伍，是在相参照、参合的意思。张景岳："夫参伍之义，以三相较谓之参，以五相类谓之伍，盖彼此反观，异同互证，而必欲搜其隐微之谓。"以此，指以上切脉，视精明，察五色，观脏腑虚实强弱和形之盛衰等方面。以此参伍，是说通过以上的诊察所获得的材料，加以分析、比较、归纳，就可以决断病的轻重吉凶，故曰决死生之分。

兹把本文综合列表于下：

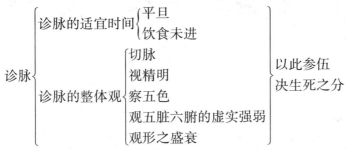

按：本条主要提出诊脉时间以平旦为宜，因为此时人体自身平静，环境安静，饮食未进，脉搏反映较平稳，诊断也较准确。后世医家，虽不强调平旦诊脉，但非常注意环境的安静和患者自身气息的平定。如吃饭和活动后来就诊者，必使其休息之后，再予诊察脉搏才能反映出病理的真实情况。但是切脉必与望、闻、问、切结合，才能诊断正确。否则，单以脉诊确定诊断，是不够全面的。因为病理变化错综复杂，常出现脉症不符的情况，所以四诊合参，最为重要。

【原文】夫脉者，血之府也，长则气治，短则气病，数则烦心，大则病进，上盛则气高，下盛则气胀，代则气衰，细则气少，涩则心痛，浑浑革至如涌泉，病进而色弊，绵绵其去如弦绝，死。

提示：说明脉搏的正常和异常及其所主病证。

兹根据本文内容，从以下两个方面来讨论。

1. 脉和血的关系

脉和血的关系，本文以"脉者血之府"以概况之。府，是归聚的意思。脉者血之府，是说脉道是血液归聚的地方，血是在脉道里面循环流动的。脉与血的相互依赖关系，如同鱼和水一样的密切，所以《素问·刺志论》说："脉实血实，脉虚血虚。"血行脉中，赖气以推动，脉中不仅有血，而且有气，正如张景岳说："此血字，实兼气为言，非独指在血也。"

2. 从脉象变化，测知人体病情

（1）长则气治：长，指长脉，其首尾端直，如循长杆，过于本位，长而和缓，是中气充足之象，故称气治。

长脉 { 正常——长而和缓（气血充盛的健康表现）
异常——长而 { 洪 大 实 } 邪气方张

（2）短则气病：短，即短脉，其首尾俱短，不能满部。短为不足，因气虚不能推动血液以充其脉，故短则气病。

短脉 { 形态——不及本位（即中间有，两头无）
主病 { 虚证——如脱血（气血虚少）
实证——如痰厥、癫狂（气道受阻）

（3）数则烦心：数，即数脉，一息脉五至六至及以上，称为数脉。数脉为阳为热，热邪乘心，故心烦。但数脉不一定都有心烦症状，而烦心多见数脉。

（4）大则病进：大，即大脉，脉来满指，为邪气有余。病势发展，古曰病进。但大脉也有正常和异常两个方面：

大脉 { 正常——大而和缓（气血充盛）
异常 { 大而虚——虚劳病、久病、新产、大出血——虚证
大而实——胃家实——实证

本文所说大则病进，一定兼有躁疾之象，否则大而和缓，为气血充盛，身体健康的表现。

（5）上盛则气高，下盛则气胀：上，指上部脉，即两额（天）动脉，两颊（地）动脉（人迎脉），耳前（人）动脉。中部：气口部（天），合谷部分（地）神门穴部分（人）参看《素问·三部九候论》下，指下部脉，即太冲部脉（天）、太溪部脉（地），冲阳部脉（人）。有些医家把上、下释为寸尺，而丹波元简不同意此解，他说："按诸家以上下为尺寸之义，而内经有寸口之称。无分三部而为寸关尺之说，乃以难经以降之见读斯经，并不可以。此言上下者，指上部下部之诸脉。"上部脉盛，即搏动有力，为邪气壅滞于上；下部脉搏动有力，为邪气壅滞于下。邪壅于下，则肺气逆而不降，表现气促喘满（气高），邪壅于下，则少腹气机不舒而胀满。

（6）代则气衰：代，即代脉，为动而中止，不能自还，良久复动，止有定数的脉象。代脉多为脏器衰微，不能接续之象，故称气衰。

（7）细则气少：细，即细脉。脉细如线，应指显然按之不绝，多为气血两虚，主诸虚劳损。此因气血虚少，脉不能充，故脉象细而主气少之病。

（8）涩则心痛：涩，即涩脉。脉往来艰涩，如轻刀刮竹，与滑脉相反。涩脉多主气滞血少，气滞则不通，血少则流涩，甚则瘀滞，气血瘀滞，不通则

痛，故涩则心痛，心痛指胃脘痛而言。

（9）浑浑革至如涌泉：革，即革脉，其形浮而搏指，中空外坚，如按鼓皮。至如涌泉，谓脉来如涌泉一样出而不伏不返。浑浑，言脉之浊乱也。浑浑革至如涌泉，是说脉来混乱，又急又坚，势如涌泉，按之中空，主亡血，失精，为病进之象。

（10）病进而色弊：弊，败坏之意。色弊，为气血败坏之象。因色生于脉，或因血脱，面部失荣，或为苍白，或为青紫，枯槁不泽。此言在浑浑革至如涌泉病进之时，而又色加憔弊，为病情危重之象。

（11）绵绵其去如弦绝，死：绵绵，言脉微似有而不甚搏指。其去如弦绝，指细微之脉去时如弦之卒断，似有似无，此为正气败欲脱之象。正如王冰所说："绵绵，言微微似有而不甚应手也。如弦觉言脉卒断如弦之绝去也。"此为气血内败，真气已竭，故死。

按：本节说明脉象与气的关系，从而指出几种不同的脉象，与所主的证候，以辨别正气的强弱，邪气的盛衰，以及预后的判断。这些都是古人临床经验的总结，至今仍为临床所用。

【原文】夫精明五色者，气之华也。赤欲如白裹朱，不欲如赭；白欲如鹅羽，不欲如盐；青欲如苍璧之泽，不欲如蓝；黄欲如罗裹雄黄，不欲如黄土；黑欲如重漆色，不欲如地苍。五色精微象见矣，其寿不久也。夫精明者，所以视万物，别白黑，审短长。以长为短，以白为黑，如是则精衰矣。

提示：观察色之变化和目的视觉，以推测脏腑气血的盛衰。

1. 精明五色为气之华的原理

精明，指眼睛。五色，就是青黄赤白黑。古人认为眼睛和五色均与内脏有关，正如张景岳说："精明见于目，五色显于面，皆五气之精华也。"所以从目的神光和颜面色泽的变化，可以测知内脏的病变。

2. 五色之欲与不欲的意义

欲，是"要"或"象"的意思。

五色 { 欲——润泽光明——预后良（气血充盛）
不欲——枯槁晦暗——预后不良（气血衰败）

兹从所见之色以析其理：

（1）赤欲如白裹朱，不欲如赭：白，当作帛，是白色的绢帛。朱，是深红色。赭，是代赭，色赤而紫。色赤要像以白色的绢布包裹朱砂一样，隐现红润之色，此为心脏有生气之色。但如色赤为代赭，紫暗枯涩而不润泽，此为心脏精气衰败之象。

（2）白欲如鹅羽，不欲如盐：色白为鹅羽而明润，为肺气有生气之色。若色白为盐之晦暗无光，为肺脏精气衰败之象。

（3）青欲如苍璧之泽，不欲如蓝：苍，为青绿色。璧，是玉石。色青要像苍璧之泽，青而明润，此为肝脏有生气之色。若色青为靛蓝而沉晦，为肝脏精气衰败之象。

（4）黄欲如罗裹雄黄，不欲如黄土：罗，是丝织品，轻软而有疏孔。雄黄色黄而明润。色如罗裹雄黄，是为隐现黄而明润之色，为脾脏有生气之色。若色黄如土色灰黄而枯槁，为脾脏精气衰败之象。

（5）黑欲如重漆色，不欲如地苍：漆，是植物漆，色黑而明润。色如重漆，为肾脏有生气之色。地苍，指苍黑的泥土，黑而无光，此为肾脏精气衰败之象。

总之：

赤为白裹朱　　　　　　⎫
白如鹅羽　　　　　　　｜
青如苍璧　　　　　　　⎬润而有神的色（有生气之色），均以明润、含蓄为佳
黄如罗裹雄黄　　　　　｜
黑如重漆　　　　　　　⎭

反之，为枯槁无神的色，为五脏精气衰败的现象。

3. 五色精微象见的理解

精微，精华，精粹之意。

象，是现象。

精微象见，是说精华毕露于外，毫无含蓄，为内脏真元之气外泄的标志，亦称真脏色。正如吴崑所说："精微象见，言真元精微之气，化作色象，毕见于外，更无藏蓄，是真气脱也，故寿不久。"俗说"回光返照"，亦即此义。

4. 视觉与内脏精气的关系

"五脏六腑之精气，皆上注于目"（《灵枢·大惑论》），人在正常情况下，应做到以下几点：

　　　⎧视万物⎫
　目⎨判黑白⎬内脏精气充足的表现。
　　　⎩审长短⎭

否则，长短不分，黑白颠倒，是内脏精竭的表现。所以临床上从视觉的变化，可以测知内脏精气的盛衰。如《素问·阴阳应象大论》说："年五十体重，耳目不聪明矣。"《灵枢·大惑论》说："精散则视歧，视歧见两物。"《灵枢·决气》说："气脱者，目不明。"《素问·脏气法时论》说："肝病者

……虚则目眈眈无所见。"从此可见，视觉的变化，是人体内脏精气盛衰的表现。故本文曰："如是则精衰矣。"

按：以上主要讨论了五色的变化和视觉的改变对临床的诊断意义，因为精明见于目，五色显于面，皆为内脏精华之气显现于外的反映。但若五色失常，出现"不欲"之色，以及视觉失常，长短不分，黑白颠倒，皆为内脏精气衰竭的现象，所以本文说："其寿不久也"，"如是则精衰矣"。古人这些宝贵经验，至今仍有实用价值。

【原文】五脏者，中之守也。中盛脏满，气胜伤恐者，声如从室中言，是中气之湿也。言而微，终日乃复言者，此夺气也。衣被不敛，言语善恶，不避亲疏者，此神明之乱也。仓廪不藏者，是门户不要也。水泉不止者，是膀胱不藏也。得守者生，失守者死。

提示：从语言、声音的变异和大小便失常来判断疾病的性质。

1. 闻声辨病

病在内而声发于外，从语言、声音的变异中，可以判断疾病的性质。因为五脏各有所藏，属阴居内而守于中，在正常情况下，藏而勿失则精神完固，故曰："五脏者，中之守也。""中"作内读，"守"作"固藏也"解。

（1）声如从室中言：言语混浊不清，重浊低沉，如隔壁室中说话一样，此为脾不化湿，水湿停聚，致中盛脏满。若水湿之气偏盛，下伤肾阳，不能宣化水湿，故曰伤恐。恐为肾志，伤恐即伤肾也。水湿不仅下伤于肾，而且可以上泛渍肺，使肺气不利。此为肺、脾、肾三脏失守而致声音重浊不清。正如高士宗所说："人之音声，起于肾（肾为生气之原），出于肺，会于中上，若中盛脏满，气胜伤恐者，则声如从室中言，此中土壅滞，致肺肾不交，故曰："是中气之湿也。"

这种症状，临床上多见湿阻中焦，水饮渍肺，或与水肿并发。

（2）言而微，终日（疑为衍文）乃复言：即语言低微，断续不接，语不成句，此为气虚之极，故称"夺气"。

从临床所见，这种症状，多为中气不足，或重病内脏精气衰竭，或久病元气大伤之证。

（3）言语善恶，不避亲疏：言语错乱，骂詈不论亲疏。病由阳热内盛，痰气内郁，蒙蔽清窍，扰乱神明，同时还有衣被散乱，不知欲盖，此为狂证。

2. 问二便以辨病

（1）仓廪不藏者，是门户不要也：仓廪，指脾胃。不藏，是说脾胃不能行使运化、吸收和转输之职。门户，指幽门、阑门、魄门。要，作约束讲，不要失掉约束；是说脾胃功能不健，失于中守，而致泄泻的病证。

（2）水泉不止者，是膀胱不藏也：水泉，指小便。水泉不止，即小便不禁。肾与膀胱相表里，肾主闭藏，职司气化，肾的气化功能正常，膀胱开合适度，小便能适时排出。故《素问·灵兰秘典论》说："膀胱者，州都之官，津液藏焉，气化则能出矣。"如果肾的气化功能失常，而致膀胱失约，小便时时下注而不止。

以上言语声音的改变和大小便失常，皆为五脏之气不能内守，以致变生他病，所以说"得守者生，失守者死"。正如高士宗说："得守则神气保固而生，失守则神气离脱则死。"

按：本节主要讨论五脏精气守与不守的一些病变。五脏主藏精气，是维持人体生命活动的物质基础，一切功能活动，均赖五脏精气为之供养，而语言声音亦发于五脏。如精气外泄，五脏失守，语言声音也随之而发生变化。大小便也可发生失禁现象。临床上依据这些症状表现，可辨别脏腑之盛衰和疾病之虚实。

【原文】夫五脏者身之强也。头者，精明之府，头倾视深，精神将夺矣。背者，胸中之府，背曲肩随，府将坏矣。腰者，肾之府，转摇不能，肾将惫矣。膝者，筋之府，屈伸不能，行则偻附，筋将惫矣。骨者，髓之府，不能久立，行则振掉，骨将惫矣。得强则生，失强则死。

提示：从形态的异常改变来诊断内脏的病变。

1. 五脏与形体的关系

人体的壮健，主要依脏五藏内藏之精气以充养，五脏精气旺盛，身体必然壮健，所以说："五脏者，身之强也。"若五脏精气内竭，而外在的形体亦必败坏。所以又说："得强则生，失强则死。"

2. 形体的异常与内脏的病变关系

（1）头倾视深：

1）头者，精明之府：精明，指精神意识、思维活动及目的神光而言。头为诸阳之会，内藏脑髓，脑为元神之府，为精明之所出。"五脏六腑的精气皆上注于目，而为之精"，所以人的头和目的"精明"作用，是内脏精气充养而实现的。正如高士宗说："人身精气，上会于头，神明上出于目，故头者精明之府。"

2）头倾视深：头倾，是头低垂不能抬举。视深，是目陷无光。此为内脏精气衰败，精神极度衰竭的表现。多见于严重疾病趋于危笃之期，故称精神将夺矣。

（2）背曲肩随：

1）背者，胸中之府：这里的胸不是单指胸部，而是指心肺两脏。因心肺居于胸中，心俞、肺俞皆在背部。背部和胸构成胸廓是心肺两脏的外廓，故称背者胸中之府。张志聪："心肺居于胸中，而俞在肩背，故背为胸之府。"

2）背曲肩随：背曲，是背部弯曲不能挺胸。肩随，是两肩下垂，无力抬起。这是由于心肺有病，精气衰败，不能充养于背以致出现背曲肩随的异常体态，也是疾病到了危险阶段。故曰"府将坏矣"。

（3）转摇不能：

1）腰为肾之府：肾附于腰部，腰为肾之外廓，故称腰为肾之府。

2）转摇不能：是说腰部不能随意转动，运动有障碍日惫。这是由于肾脏亏虚，精气衰少，不能充养于府，因而出现转摇不能的病态，所以说"肾将惫矣"。惫，困惫、疲极曰惫。因肾虚而出现的腰部转摇不能，常伴有腰酸、腰痛等症。

（4）屈伸不能，行则偻附：

1）膝者，筋之府：筋虽附络于全身各个关节，但以膝腘之处为最多。正如张志聪所说："筋会阳陵泉，膝乃筋之会府也。"

2）屈伸不能，行则偻附：偻，佝偻，身体曲弓之状。附为依附。"屈伸不能，行则偻附"，既是说两膝关节不能屈伸自如，同时在走路的时候，要弯着身子，依附手杖或它物而行走。这是由于肝肾不足，筋失其养所致。高士宗："大筋联属于膝，故膝者，筋之府，若屈伸不能，行则佝偻依附，膝软不坚，而筋将惫矣。"

（5）不能久立，行则振掉：

1）骨者，髓之府：人赖骨以立，骨赖髓以养，髓藏骨内，故骨者髓之府。

2）不能久立，行则振掉：即是说在站的时候不能持久，走路的时候即振颤摇晃欲倒。这是由于肾精衰败，精髓内枯，不能充养骨骼，骨弱无力所致。

按：本节主要论述五脏与头、背、腰、膝、骨的关系。脏居于内而形见于外，内脏功能正常与否，可从五脏所属部位反映出来。临床上根据这些反常体态变化，便可诊知内脏的病变。这也是望诊的一个重要方面。

【原文】帝曰：病成而变何谓？岐伯曰：风成为寒热，瘅成为消中，厥成为巅疾，久风为飧泄，脉风成为疠。病之变化，不可胜数。帝曰：诸痈肿筋挛骨痛，此皆安生？岐伯曰：此寒气之肿，八风之变也。帝曰：治之奈何？岐伯曰：此四时之病，以其胜治之愈也。

提示：主要说明疾病的变化情况。

（1）病成而变：成，是形成。病成，是疾病已经形成。讲义语译为成因，欠妥。张隐庵："言病已成而又变为别病。"符合经文原义。

（2）风成为寒热：谓风病已成，而又变为寒热。何又变为寒热？因人体感受风邪以后，从阳化热则为热，从阴化寒则为寒，这是一种道理。另一方面，人受风邪以后，可出现寒热症状。正如张志聪曰："风者善行而数变，腠理开则洒然寒，闭则热而闷。"

（3）瘅成为消中：瘅，是热也。善食易饥为消中。热积于内，热则消谷，故为消中之证。

（4）厥成为巅疾：气升而上，害于神明，可发生眩晕或疼痛诸证，成为巅疾。

（5）久风为飧泄：肝为风木之脏，肝经感风，木盛乘土，脾胃失于运化而成飧泄。治疗此症，应责之于肝，不能责之于脾或肾。故有曰："治脾治肾均欠妥，凉肝破血或可痊。"（《黄帝内经·素问注解》）

（6）脉风成为疠：疠，即疠风，为恶疠之疾，即麻风病。血脉受风，则血郁结于皮肤肌肉之内，日久瘀坏，发生疠疮。

（7）痛肿筋挛骨痛：见讲义，兹从略。

【原文】 肝与肾脉并至，其色苍赤，当病毁伤，不见血，已见血，湿若中水也。

按：对于本节经文，历代医家注解不一，本讲义亦略而不解。《黄帝内经·素问注解》对此条注解，颇有参考价值，兹录于下："肝脉弦，肾脉沉，弦沉两脉同时并至者，病在肝肾。其外见之色，当为肝肾之苍黑二色。今现苍赤，色脉不应也。肝肾不足，火来乘之，水为火抗，火胜于水，故色不现黑而现赤，其病当为血液毁伤。盖肝不足火必盛，肾不足火亦盛，火盛必毁伤血液，始则血为火劫，郁于中而不见血，郁之既久，逆以出之，必唾咯见血而不止矣。湿若水中者，形容咯血不止之状，为湿地中而出泉水也。"

经脉别论

【原文】黄帝问曰：人之居处动静勇怯，脉亦为之变乎？岐伯对曰：凡人之惊恐恚劳动静，皆为变也。是以夜行，则喘出于肾，淫气病肺。有所堕恐，喘出于肝，淫气害脾。有所惊恐，喘出于肺，淫气伤心。度水跌仆，喘出于肾与骨。当是之时，勇者气行则已，怯者则着而为病也。故曰：诊病之道，观人勇怯，骨肉皮肤，能知其情，以为诊法也。

提示：说明气喘的不同成因及病理（同中求异）。

（1）凡人之惊恐恚劳动静，皆为变也：气血在人身中，循行不已，有一定的常度。但常因环境变化、精神刺激、起居失宜而有所变化。为惊则气乱，恐则气下，怒则气上，劳则气耗，动则血旺而行急，静则血少而流缓，这都是引起经脉、气血变化的因素，故曰人之惊恐恚劳动静，皆为变也。（恚，慧、畏二音）

（2）是以夜行，则喘出于肾，淫气病肺：肾在时主夜，夜属阴，宜闭藏而静养。若夜行过度，劳骨伤阴，肾气不能闭藏，故喘出于肾。肺肾为母子之脏，少阴肾脉，上入肺中，故淫气病肺。淫气，是偏胜的病气。

（3）有所堕恐，喘出于肝，淫气害脾：坠堕而恐，伤筋损血，故喘出于肝。肝因堕恐而气逆，气逆尅土，故曰淫气害脾。孙沛："由高而堕，因恐而肾气下沉，以致水不生木，肝阳亢盛，上攻于肺，故曰喘出于肝。肝阳亢盛而尅脾土，故曰淫气害脾。"此说，可作参考。

（4）有所惊恐，喘出于肺，淫气伤心：肺藏气，惊恐则神越气乱，故喘出于肺。肺为心之盖，心藏神，神乱则邪入，故淫气伤心。

（5）度水跌仆，喘出于肾与骨：度，同"渡"。肾主水，水气通于肾，故渡水能伤肾。肾主骨，跌仆伤于肾，骨伤肾亦伤，故曰喘出肾与骨。

（6）当是之时，勇者气行则已，怯者则着而为病也：在上述情况下，均能伤人脏气，但勇者不病，而怯者病。因勇者气盛，虽有感触，但时过境迁，逆气乃散，正气即复，故邪不能为病。怯者正气先衰，故邪气乘虚入之，留着不去而为病。

（7）诊病之道，观人勇怯，骨肉皮肤，能知其情，以为诊法也：人之禀气有勇怯，腠理有疏密，皮肉有厚薄，骨骼有坚脆。所以在诊治疾病之前，必须先了解患者的体质情况，人与证互参，由表而及里，由此而及彼，洞察病情，不使漏误，方为善诊，故曰以为诊法也。

【原文】故饮食饱甚，汗出于胃。惊而夺精，汗出于心。持重远行，汗出于肾。疾走恐惧，汗出于肝。摇体劳苦，汗出于脾。故春秋冬夏，四时阴阳，生病起于过用，此为常也。

提示：说明活动超过常度而致汗出的道理。

（1）饮食饱甚，汗出于胃：饮食养人，贵于有节，若过饱则胃气痞满，运化不及，胃热蒸腾，迫津外泄而为汗。

（2）惊而夺精，汗出于心：心主血而藏神，血乃心之精，汗乃心之液。惊则心动而神外越，神越则阴不内守，故汗出。

（3）持重远行，汗出于肾：肾为"作强之骨"（《素问·灵兰秘典论篇》），持重远行，则用力太过，骨疲气越，肾液外泄，故曰汗出于肾。

（4）疾走恐惧，汗出于肝：见讲义注释，兹从略。

（5）摇体劳苦，汗出于脾：摇体劳苦，是动作用力，不同于疾走运行。脾主肌肉、四肢，用力勤作，则肌肉动于外，而脾运于肉，谷精四布而汗出。

（6）生病起于过用：暑往寒来，四时有序，阳生阴长，二气调和，人在"气交"之中，必须适应于四时阴阳的变化，才能气血和平、疾病不生。若心力过用，逆于四时阴阳，则气血失常，营养失调，疾病发生，故曰生病起于过用。这是古人启示人们在日常生活中应该注意和掌握这些问题。

【原文】食气入胃，散精于肝，淫气于筋；食气入胃，浊气归心，淫精于脉，脉气流经，经气归于肺，肺朝百脉，输精于皮毛。毛脉合精，行气于腑，腑精神明，留于四脏，气归于权衡，权衡以平，气口成寸，以决死生。饮入于胃，游溢精气，上输于脾，脾气散精，上归于肺，通调水道，下输膀胱，水精四布，五经并行，合于四时五脏阴阳，揆度以为常也。

提示：说明饮食物在人体内的输布流化，以及气口成寸的意义。

兹将本内容分为三部分来讨论。

1. 食物入胃后精气的归输

（1）散精于肝：

1）食气：指食物中的营养成分。

2）散精：精，是水谷精微。散，是输布之意。

3）淫：是滋养的意思。

4）食气入胃，散精于肝，淫气于筋：是说食物入胃后，化生精微，由脾的运化，将精气输布于肝，肝主筋，筋亦得其养。

2. 浊气归心：

1）浊气：指水谷精微的浓郁部分。

2）肺朝百脉：朝，朝会。百脉，是众多之意，是说全身血脉都要流经于肺，肺受百脉朝会的意思。张景岳："经脉流通，必由于气，气主于肺，故为百脉之朝会。"

3）输精于皮毛：为气血循行，内而脏腑，外而皮毛，无处不到之意。

4）毛脉合精：肺主皮毛，心主血脉。毛脉合精是说心肺相互配合，气血相互为用之意。

5）行气于府：历代医家有不同见解：

A. 作"膻中"解。王冰："府谓气之所聚处，是谓气海，在两乳间，名曰膻中。"

B. 作"玄府"解。吴崑："行气于玄府，是为卫气。"

C. 作"脉"解。《素问·脉要精微论》："夫脉者，血之府也。"

D. 作"六腑"解。张志聪："六腑为阳，故先受气。"

以上四种意见，应以张说为要。

6）腑精神明，留于四脏：六腑津液相成，神乃自生，同时又流入心、脾、肝、肾四脏，留而以养四脏之气。

按："府精神明"，从本讲义之解。但也可作两个内容来解，即府精，指经脉中精气充盈；神明，指心的脏气强则精神旺。

2. 饮于胃后的精气归输

（1）游溢：即流行布散的意思。

（2）合于四时，五脏阴阳：是说人体内环境和外环境的相对统一性。饮入之水在体内升降输布排泄，是随着四时气候变化而有所变化，夏天多汗少尿，冬天多尿少汗。但是，这种调节水液的功能，主要是五脏的功能，所以说合于四时五脏阴阳。

（3）揆度：是衡量的意思。"揆度以为常"，就是说衡量水液的进入与排出，以保持体内一定常度的水液。

3. "权衡以平，气口成寸"的意义

（1）权衡：权，是秤锤；衡，是秤杆。权衡以平，就是平衡协调的意思。

（2）气口：即寸口，又称脉口。①与鱼际相去一寸。②分尺为寸。③成一寸之脉。

为什么诊寸口能决死生呢？首先要明确寸口之脉与内脏的关系。寸口脉，是手太阴之脉，为《灵枢·经脉》说："手太阴之脉寸口，上鱼际。"手太阴为百脉流注朝会之始，即《素问·五藏别论》所说："胃者，水谷之海，六府之大源也。五味入口，藏于胃以养五脏气而变见于气口也。"所以内脏血气盛衰，可以从气口反映出来，从气口的脉象变化，又可测知内脏气血虚实情况。"气口成寸，以决死生"，道理即在于此。

按：本节对食气入胃后，一则曰："散精于肝"，一则曰"浊气归心"。对饮入于胃则谓"上输于脾"。看来好像途径不同，其实是一致的。只是含蓄概括各撮其要而已。胃为五脏六腑之本，胃受水谷，化生食气，食气下达于肠，藉三焦吸收，靠脾气运化，赖肝气升散，一部分归于心肺而入于经脉，一部分滋养肝筋，其多余部分藏于肝脏，以备需要，即所谓"散精于肝，淫气于筋。"至于脾与肺的关系，犹为地与天一样，脾为地，脾将化生的水谷之精气上腾于肺天，所谓地气上为云之类；肺为天，肺气肃降，使气化之云，化而为水，藉三焦之道，宣发于体表四肢，输于脏腑，达于膀胱，所谓天气下为雨之类。

本节论述了"气口成寸，以决死生"的论脉原理，为《难经》《脉经》的重要理论根据。

附：饮食在人体内输布过程示意图。

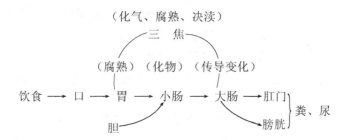

【原文】太阳脏独至，厥喘虚气逆，是阴不足阳有余也。表里当俱泻，取之下俞。阳明脏独至，是阳气重并也。当泻阳补阴，取之下俞。少阳脏独至，是厥气也。跷前卒大，取之下俞。少阳独至者，一阳之过也。太阴脏搏者，用心省真，五脉气少，胃气不平，三阴也。宜治其下俞，补阳泻阴。一阳独啸，少阳厥也。阳并于上，四脉争张，气归于肾。宜治其经络；泻阳补阴。一阴至，厥阴之治也。真虚痛心，厥气留薄，发为白汗，调食和药，治在下俞。

提示：论述三阳三阴各见独至之脉证，以及分别给予适当之针药调治。

（1）太阳脏独至，厥喘虚气逆，是阴不足阳有余也。表里当俱泻，取之下俞：太阳，指足太阳膀胱。何以知其为足经？因为有"下俞"二字，故知之，下同。膀胱与肾为表里，一为水腑，一为水脏，水皆属阴，今阳气有余，阴气不足，有余者泻之，而不足者自复，故表（膀胱）、里（肾）俱泻。肾阴不足，为何亦泻？因为阳邪俱盛，必须表里兼泻，才能热去阴复。膀胱从束骨穴泻之，肾从太溪穴泻之。

（2）阳明脏独至，是阳气重并也。当泻阳补阴，取之下俞：阳明胃经为十二经脉之海，而行气于三阳，以盛阳之经，又感受阳邪，是为阳经见阳证。胃经阳盛，必伤及与其相表里的脾经，故当泻胃之阳，补脾之阴，臻于平复。泻胃取陷谷穴，补脾取太白穴。

（3）少阳脏独至，是厥气也。跷前卒大，取之下俞：少阳主初生之气，若生气厥逆于下，其经气必盛，故跷前卒大。宜取该经临泣穴以泻之。"一阳之过也"，一阳即指少阳；过，谓太过也。

（4）太阴脏搏者，用心省真，五脉气少，胃气不平，三阴也：宜治其下俞，补阳泻阴：太阴脾脉，本贵和缓，若坚强搏指，类乎真脏脉，当细心审查，以免差误。脾为后天之本，五脏皆受气于脾而后治，若太阳经气太过而失常，五脏皆失其所养，则五脏之脉气俱少，而胃气亦不平和。此皆为脾之太过所致，故曰"三阴也"。三阴即指脾而言。

（5）一阳独啸，少阳厥也。阳并于上，四脉争张，气归于肾：张景岳："一阳当作二阴，少阳当作少阴。"吴崑："一阳足少阳胆，手少阳三焦也。

啸，耳鸣也，二经之脉皆入耳，故耳鸣，谓其经气厥逆也。"应从景岳之说。

少阴为二阴，为相火所系，若相火上炎而独炽（独啸），为少阴之气逆于上也。若解"少阳厥也"的"厥"为热厥，似嫌欠妥（此景岳之见解）。肾与膀胱相表里，今肾阴不足而膀胱阳盛，故泻膀胱经之昆仑和其络穴之飞扬，补少阴经之复溜和其络穴之大钟。

（6）一阴至，厥阴之治也。真虚痛心，厥气留薄，发为白汗，调食和药，治在下俞：足厥阴肝经，谓之一阴。至，即独至。治，当主讲。足厥阴肝脉上贯膈，手厥阴之脉，出属心包。若肝邪独盛，木火相干，故心疼痛而真气亦虚。其厥逆之气不散，留于经脉与真气相薄（搏），气虚不固，故汗出。可针刺其经太冲穴以治之。至于"调食和药"治疗，张景岳认为："至若一阴调食和药一句，盖亦总结上交而言，不独一经为然，古经多略，当会其意。"

复习思考题

1. 内外环境的变化对经脉有什么影响？
2. 喘和汗与五脏的关系怎样？你是如何理解的？
3. 饮食物是怎样输布的，和经脉有何关系？

评热病论

评，评议、讨论之意。热病，是发热性疾病。评热病，就是讨论热性病中的几种变证，如阴阳交、风厥、劳风、肾风等病的成因、症状及预后。因病情属于热病之类，故从评热病名篇。

目的和要求

1. 理解精气和邪气在热病过程中的关系。
2. 掌握阴阳交、肾风等病的病因、病理和症状。
3. 掌握热病发汗后的吉凶变化。

【原文】黄帝问曰：有病温者，汗出辄复热，而脉躁疾不为汗衰，狂言不能食，病名为何？岐伯对曰：病名阴阳交，交者死也。帝曰：愿闻其说。岐伯曰：人所以汗出者，皆生于谷，谷生于精。今邪气交争于骨肉而得汗者，是邪却而精胜也。精胜，则当能食而不复热，复热者，邪气也，汗者，精气也；今汗出而辄复热者，是邪胜也，不能食者，精无俾也，病而留者，其寿可立而倾也。且夫《热论》曰：汗出而脉尚躁盛者死。今脉不与汗相应，此不胜其病也，其死明矣。狂言者是失志，失志者死。今见三死，不见一生，虽愈必死也。

提示：说明阴阳交的成因、症状及预后。

（1）有病温者：即有患温热病的人。温病是一种发病较急，热象偏盛，而又易于化燥伤阴的疾病。

（2）汗出辄复热：辄，常常。复热，又热。温热病，热邪常随汗而解，汗出热退，体温正常，今虽汗出，而热邪不退，仍复发热，是为异常之象。

（3）脉躁疾不为汗衰：脉躁疾，躁，跳动不安。疾，同急，就是说脉象急数不静之义。温热病，理应汗出热退而脉静，今汗后，热不退，脉不衰减，说明邪气仍然很盛。

（4）狂言不能食：热扰神明则言狂，胃热炽盛，故不能食。此为热邪入里之征。

（5）病名阴阳交，交者死：①作交结解。阳邪交入阴分，火愈旺而水愈耗，形成阳亢阴竭之危候，故曰死。此病，古人可能无法治疗。后世温病学大发展，治疗方法日趋丰富，可以用玉女煎、增液汤、三甲复脉汤等加减化裁，以挽其危，不能绝对认为"阴阳交"就是死证。"死"字应当活看。②作交争解。阳邪交入阴分，正不胜邪，邪逼津泄，邪盛正衰，即为阴阳交之危证。正如张志聪曰："阴阳交者，谓汗乃阴液，外出于阳，阳热不从汗解，复入于阴，名曰阴阳交。交者，乃正不能胜邪，而邪复伤正气，故为死证。"

（6）邪气交争：邪，即病邪。气，指正气。邪气交争，即邪正交争。

（7）精无俾也：俾，《针灸甲乙经》作裨（音避），补益的意思。"不能食者，精无俾也"是指不能纳谷，耗损的精气得不到补充，故曰精无俾也。

（8）《热论》：指《灵枢·热病》。《热病》曰："热病已得汗，两脉尚躁盛，此阴脉之极也，死。"文与本论小异，其义则同。

（9）失志：志，指五志而言。失志，即失去五志的正常作用。五志皆以精为基础，精不能复，邪气仍盛，则五脏之志皆失，神志相依，失志即失神，失神者亡，故曰失志者死。

（10）今见三死，不见一生，虽愈必死也：张景岳："汗后辄复热不能食者一死，汗后脉尚躁盛者二死，汗后反狂言失志者三死。"此皆为热陷精伤的逆证，故难治疗。虽愈必死的"愈"，不是痊愈，而是暂时的好转，正如吴崑所说："虽或稍愈，犹必死也。"

按：本篇论述温病中"阴阳交"一证。以汗出仍发热，脉躁疾，狂言不能食为其主要症状，并以此断为死候。这是由于温热不止，精气耗伤，阳亢阴竭正不胜邪所致。阴阳交，虽然未必皆死，但治疗不恰当，不及时，确实是有危险的，应予注意。这种从邪正盛衰以判断预后的理论，在临床上是很重要的。

【原文】有病身热，汗出烦满，烦满不为汗解，此为何病？岐伯曰：汗出而身热者，风也；汗出而烦满不解者，厥也，病名曰风厥。帝曰：愿卒闻之。岐伯曰：巨阳主气，故先受邪；少阴与其为表里也，得热则上从之，从之则厥也。帝曰：治之奈何？岐伯曰：表里刺之，饮之服汤。

提示：说明风厥的成因、症状及治疗。

（1）汗出而身热者，风也：风为阳邪，性主升，故汗出而身发热。

（2）汗出而烦满不解者，厥也：厥，指肾气上逆，逆于心则烦，逆于脾则中满（张志聪）。高士宗："汗乃阴液，外出于阳，今汗出而心烦胸满不解者，乃阴竭阳虚，不相交济，是为厥也。此因风致汗；因汗致厥，病名曰风厥。"

（3）巨阳主气，故先受邪：巨阳，即太阳。气，应作"表"字解。太阳主一身之表，为六经之藩篱。外邪犯表，太阳首受其邪，故曰"先受邪"。

（4）少阴与其为表里也，得热则上从之，从之则厥也：其指太阳膀胱。之，代表太阳。肾与膀胱相为表里，太阳膀胱受热邪，则少阴肾阴气上行而接济它，这叫作得热则上从之。由于少阴肾之阴气，上济太阳，太阳风热蒸为大汗，大汗则伤阴（肾阴），阴竭则为风厥之证。（正如高士宗说："此因风致汗，因汗致厥，病名风厥。"）

（5）表里刺之，饮之服汤：表，指太阳；里，指少阴；汤，指汤药。风热在太阳之表，当用刺法泻之，阴虚于少阴之里，当用刺法补之。同时再内服汤药以调之。意在针药并用，期其速愈。张景岳说："阳邪盛者阴必虚，故当泻太阳之热，补少阴之气，合表里而刺之也。饮之服汤，即脉度篇所谓，虚者饮药以补之之意。"

按：风厥为风热在太阳之表，伤及少阴之里，成为太少俱病，表实而里虚之证。在治疗上，若单泻其表实，而里虚不能复，若只补其里虚，而表实不能去，故表里同治，补泻并用，并以汤药内服。本证与上证皆为汗出而病不解之证，但上证为热邪在里而致阳亢阴竭；本证为热邪在表而致阳盛阴虚，二证相较，则本证轻于上证。

张志聪："按此篇评论阳热之邪，惟借阴精以制胜，汗者，精气也，一出于水谷之精，一出于肾脏之液。水谷入胃，津液四布，汗出溱溱，水谷之精气也。又肾为水脏，受五脏之精气而藏之，所藏之精，奉心化赤而为血，血之液为汗，此肾脏之精气也。是以上节讨论汗生于谷，此以下复论风伤肾脏之精气。"

本病因风致汗，治疗不可因表而过汗。太阳表汗可致少阴阴伤，治疗须固其里阴。这是本原文的临床指导意义。

【原文】劳风为病何如？岐伯曰：劳风法在肺下，其为病也，使人强上冥视，唾出若涕，恶风而振寒，此为劳风之病。帝曰：治之奈何？岐伯曰：以救俯仰，巨阳引。精者三日，中年者五日，不精者七日，咳出青黄涕，其状如脓，大如弹丸，从口中若鼻中出，不出则伤肺，伤肺则死也。

提示：论述劳风的成因、症状、治疗及预后。

（1）劳风：因劳力汗出而受风，故名劳风。马莳释为劳证，而丹波元简不同意此说。他说："此一时劳而受风之证，未见劳证咳出青黄涕而愈者，则马注难凭。"

（2）强上冥视：肺为热邪上蒸，其气上逆，不能俯首，故为强上；邪火上炎，伤精害目，故为冥视。正如张景岳曰："邪在肺下，则为喘逆，故令人强上，不能俛首。风热上壅，则畏风羞明，故令人冥目而视。"而丹波元简认为"冥视，即目眩之谓"。可作参考。因风热上犯而头目眩晕，亦属常见。《素问》则谓"是咳嗽剧烈而呈现耸肩、目为脱的现象"。

（3）唾出若涕：肺中津液为风热蒸灼而黏稠，故唾出为鼻中之涕，甚者"其壮如脓，大如弹丸"。

（4）恶风而振寒：卫虚表不固，故恶风，正邪相争于肌表，故振寒。

（5）不出则伤肺，伤肺则死也：咳出脓痰，为邪热结毒之重，如能排出，是邪有出路，肺气得畅，故为可生之兆。若不能排出，一则由于肺热叶焦，痰稠难出；一则由于肺气大伤、无力排出，终致津枯金绝而死。此外《诸病源候论·风热候》说的比较朴实，其说："青黄脓涕如弹丸大，从口鼻内出为善也，若不出则伤肺，变咳嗽唾脓血也。"

总归纳如下：

$$劳风\begin{cases}病因——劳后肺受风邪\\症状\begin{cases}表——恶风振寒\\里——咳出脓痰\end{cases}\end{cases}治法——利肺散邪（以救俛仰）$$

按：本病为风邪袭肺，化热灼津而致。对其咳出脓样痰，要及时排出，保证呼吸通畅，以免毒热重伤肺，"伤肺则死"。张仲景遵此理论创桔梗汤排脓以疗肺痈。至于"引精者三日，中年者五日，不精者七日"，说明预后良好与否与患者的年龄及精气的盛衰有着直接关系。

【原文】帝曰：有病肾风者，面胕疣然，壅害于言，可刺不？岐伯曰：虚不当刺，不当刺而刺，后五日其气必至。帝曰：其至何如？岐伯曰：至必少气时热，时热从胸背上至头，汗出手热，口干苦渴，小便黄，目下肿，腹中鸣，身重难以行，月事不来，烦而不能食，不能正偃，正偃则咳，病名曰风水，论在《刺法》中。

帝曰：愿闻其说。岐伯曰：邪之所凑，其气必虚，阴虚者，阳必凑之，故少气时热而汗出也。小便黄者，少腹中有热也。不能正偃者，胃中不和也。正偃则咳甚，上迫肺也。诸有水气者，微肿先见于目下也。帝曰：何以言？岐伯曰：水者阴也，目下亦阴也，腹者至阴之所居，故水在腹者，必使目下肿也；真气上逆，故口苦舌干，卧不得正偃，正偃则咳出清水也。诸水病者，故不得卧，卧则惊，惊则咳甚也。腹中鸣者，病本于胃也。薄脾则烦，不能食，食不下者，胃脘膈也。身重难以行者，胃脉在足也。月事不来者，胞脉闭也，胞脉者属心，而络于胞中，今气上迫肺，心气不得下通，故月事不来也。帝曰：善。

提示：主要说明肾风的成因、症状及其病变。

本节分两个自然段，前一段叙述肾风症状并讨论误治后的变化。后一段详细说明肾风的症状及其病理。

（1）肾风：肾者水脏，风动肾脏之水而引起的病变，故曰肾风。即风邪伤肾，肾不能化气行水而致水肿。

（2）面胕疣然，壅害于言：（从讲义之解，此作参考）胕，浮肿。张景岳："胕，浮肿也"。疣，音芒。张景岳说："疣然，失色貌。"高士宗说："疣然，肿貌。"有的以为"疣"即"庞"，面胕庞然，即面部因浮肿而庞大，这是水邪风热而上浮所致。肾脉循喉咙挟舌本，风水上泛，肾脉不利，故壅害于言语。壅，是重浊不清之意。

（3）可刺不：不，古与"否"字音义相同。可刺不，即是说这种患者，可以不可以用针刺呢？

（4）后五日其气必至：其气，指病气。肾风，本是虚证，肾虚感风，若谓肿为实，以针泻之，则真气愈虚，邪必乘虚而至。脏气五日一周，肝心脾肺肾，循序而行，针后五日，复遇肾脏，其脏虚亏，故病气随之而来，更为加重。

（5）至必少气时热，时热从胸背上至头：病气来时，肾阴已伤，阴虚生内热，故时时发热。肾为生气之源，肾虚故少气也。肾的经脉自足上行至胸中，膀胱经脉自头项下行肩背，肾与膀胱相表里，其经气相通。肾阴虚生内热，热熏经络，故热从胸背上至头。

（6）汗出手热，口干苦渴：阴阳是相对平衡的，阴虚阳必胜，阳胜必乘阴，阳主散而凑于阴分，即"阳加于阴"之义，故汗出。心之经脉入掌中，肾水不足，则心火有余，故又为手热。口干苦渴，即口苦舌干，为"真气上逆"。真气指心火之气，水气凌心、水火不相容，心气挟火上逆，故口苦舌干。

（7）正偃则咳出清水：

$$不能正偃\begin{cases}胃中不和\\水上迫肺\end{cases}咳出清水$$

肾为水之本，肺为水之标，胃为水之制，今水邪为患，土被其伤而不和，肺被其凌而失肃，以致水邪上泛于肺。故不能仰卧（正偃）。因仰卧，更加重水气上逆之势，所以说正偃则咳出清水。

（8）卧则惊，惊则咳甚：惊，惊悸，心中动荡不安。卧则水气凌心更甚，故卧则惊，同时水邪迫肺，故卧而咳甚。

（9）薄脾则烦，不能食，食不下者，胃脘膈也：薄，逼迫之义。脾脉从胃上膈注心中，今水邪逼迫脾胃，热邪扰于心中，故烦不能食。即便食亦不能下入胃中，由于胃之上脘贲门为水邪阻隔所致。

（10）心气不得下通，故月事不来也：胞者相火之所在，心者君火之所居，上下交通，月事乃行。今水气迫肺，阴邪阻绝阳道，心气不得下行，故月事不来。

按：本节的肾风和风水，历代医家多皆混称，如张景岳说："肾主水，风在肾经，即名风水。"高士宗说："此肾风之病，肾受风邪，风行水涣，故病名曰风水。"唯丹波元简不同意此解，他说："本篇所论风水者，乃因肾风误刺，而变之称，犹《伤寒论》温病发汗身灼热者，名风温。"我们认为此说符合原文精神，可作参考。

《内经》所论之风水与《金匮要略》所论之风水是有区别的，后者是在前者的基础上进一步发展。

复习思考题

1. 试述阴阳交的病因、病理、症状及预后。
2. 什么是风厥？它对临床有何指导意义？
3. 试述劳风的病机病证，论述"不出则伤肺，伤肺则死"对临床治疗有何提示。
4. 简述肾风的病因、病理及症状。

逆调论

调，即和顺。逆，即反悖。所谓逆调，就是与调和相悖逆，而不相调和之义。人身阴阳水火气血荣卫，以协调为顺，以不协调为逆。所以逆调就是阴阳气血等反其常而造成了病理变化。如寒热逆调，则为烦为痹；水火逆调，则为肉烁为挛节；荣卫逆调，则为肉苛；脏腑逆调，则为喘息。本篇着重讨论了由各种逆调所发生的病变，故名逆调论。

目的和要求

1. 掌握内热、里寒的病机及其在临床辨证和治疗中的意义。
2. 理解形成肉烁的主要原因和病理特点。
3. 理解骨痹的病因、病理和临床表现。
4. 掌握营卫失调所致肢体麻木、不仁不用的病机及其临床意义。
5. 了解经脉脏气失调所致的喘息、不得卧等病变的病机和辨证的意义。

【原文】黄帝问曰：人身非常温也，非常热也，为主热而烦满（冈）者，何也？岐伯对曰：阴气少而阳气胜，故热而烦满也。帝曰：人身非衣寒也，中非有寒也，寒从中生者何？岐伯曰：是人多痹气也，阳气少，阴气多，故身寒如从水中出。

提示：说明阴阳逆调形成寒热病证的机制。人体阴阳经常保持在相对平衡状态，偏盛偏衰则为病。人身有非常之温或有非常之寒，即为阴阳偏胜的表现。

1. 阴不胜阳

阴不胜阳 { 病理——阴气少而阳气胜 / 症状——热而烦满

阴气少而阳气胜，故热而烦满：阴阳在人身，阴代表有形的物质为精血、津液等；阳代表功能活动。阳气依阴精而化生，阴精赖阳气而存在。二者相互资生，相互为用，相互制约。若阴气少不足以制阳，则阳必胜，阳胜则热。热扰于内故烦闷，盛于外故发热。这种热属于阴阳逆调，非同一般外感温热之邪，所以本文提出"非常温"和"非常热"。

2. 阳不胜阴

$$阳不胜阴\begin{cases}病理——阳气少而阴气多\\症状——身寒如从水中出\end{cases}$$

此寒为脏腑阳气虚寒，功能低下，机体失于温煦，出现阳虚阴盛之象。故畏寒的感觉从内部发生。这种寒既非衣服单薄之寒，也不是外寒侵入体内之寒，而是阳少阴多，营卫不能充达所致。血得温则行，血得寒则凝。今因阳虚内寒，血凝涩而脉不通，致为痹着，且自觉身冷如从水中出。这就是阳衰阴盛，寒从中生的原因。

按：人体寒热的产生，有从外来，有从内生，其内生多与体内阴阳的盛衰有关。本节即以体内阴阳的逆调，说明内热的产生，是由于阴气少而阳气多；内寒的产生是由于阳气少而阴气多。同时也进一步说明人体的病理变化尽管复杂多变，均可以阴阳逆调以概括之，即所谓"阳盛则热，阴盛则寒，阳虚则外寒，阴虚则内热"。

【原文】帝曰：人有四肢热，逢风寒如炙如火者，何也？岐伯曰：是人者，阴气虚，阳气盛，四肢者，阳也。两阳相得，而阴气虚少，少水不能灭盛火，而阳独治，独治者，不能生长也，独胜而止耳。逢风而如炙如火者，是人当肉烁也。

提示：阐明阴虚阳亢，复感风邪的病理变化。

（1）四肢热，逢风寒如炙如火者："如炙如火"《太素》作"如炙于火"。好像火烧灼一样的热。此乃阴气虚少，阳气偏胜，又加风邪随阳化热所致。

（2）两阳相得，而阴气虚少："得"作"合"字解。四肢为诸阳之本，风亦属阳，今阴虚内热，复感风阳，以阳邪旺于阳分，则两阳相合而阴气愈虚。

（3）少水不能灭盛火：少水，是阴气虚少；盛火，是阳气亢盛；即"两阳相得"之盛火。此乃"杯水车薪"，火岂能灭。

（4）阳独治不能生长：阳独治，是指阴虚之极而阳气独旺，阳独旺，即为孤阳，孤阳就不能生长。此乃水不胜火，阳无所畏而纵暴之患。

（5）是人当肉烁也：阳亢为火，火盛则伤津耗血，肌肉失养而渐瘦削，是谓肉烁。此病当大救其阴，方能挽危。

$$
肉烁
\begin{cases}
症状
\begin{cases}
四肢热 \\
肌肉消瘦
\end{cases} \\
病理——阴虚阳盛，精血干枯
\end{cases}
$$

【原文】帝曰：人有身寒，汤火不能热，厚衣不能温，然不冻慄，是为何病？岐伯曰：是人者，素肾气胜，以水为事，太阳气衰，肾脂枯不长；一水不能胜两火，肾者水也，而生于骨，肾不生则髓不能满，故寒甚至骨也。所以不能冻慄者，肝一阳也，心二阳也，肾孤脏也，一水不能胜二火，故不能冻慄，病名曰骨痹，是人当挛节也。

提示：说明水火逆调而成骨痹之证。

（1）不冻慄：冻，寒冷之意。慄，是战慄。不冻慄，即是不因寒冷而战慄。

（2）以水为事，太阳气衰，肾脂枯不长：事，是职业、生活之意。以水为事，就是日常生活和职业经常与水接触，如涉水游泳之类。若其人肾中水之气胜，再经常以水为事，水气通于肾，而更伤肾中之阳。肾与膀胱相表里，太阳气衰，则肾成为孤脏，孤阴不生，故肾脂不长。

（3）一水不能胜两火：高士宗说："七子在下，误重于此，衍文也。"丹波元简，亦同此见。

（4）寒甚至骨：因肾脂枯不长，不能化生精髓，肾不能充满于骨。肾既阳衰，又加髓减，则阴寒之气得以透至骨中。其寒之甚，难以用温汤、火烤、厚衣等所能温暖。

（5）肝一阳也，心二阳也，肾孤脏也：高士宗说："肝为阴中之阳，故肝一阳也，……心为阳中之阳，故心二阳也，肾为阴中之阴，故肾孤脏也。"无阳为匹，故为孤脏。

（6）一水不能胜二火，故不能冻慄：一水，即肾孤脏之水；二火，即指心肝之阳。阳是火的互词。意思是说，肾之水寒虽胜，但心肝之火正常不衰，尚能支持一些温煦之力，所以虽觉寒甚至于骨，汤火不能热，厚衣不能温，但不至于战慄。

（7）病名曰骨痹，是人当挛节也：上述之症，即为骨痹，且有骨节拘挛之象。是因肾脏阳衰水寒，不能生精化髓，以致精枯髓少，骨节失养，则为挛节。

按：本节与上节均为水火逆调之病变。前者为水不能胜火，阳气独盛，表现如炙如火之身热；后者为火不能胜水，阴气独盛，表现为汤火不能热，厚衣不能温的身寒。二者病理不同，证候判然，当细推求。

关于"素肾气胜，以水为事"一句，诸家见解不一。有以为素本肾气充胜，而恃胜纵欲（如张景岳）；有以为是肾中寒水之气胜（如张志聪）；有以为自恃肾气素胜，而多于水中作业（如张琦）。究竟以孰说为是，我们认为应是肾中寒水之气胜，肾阳虚已久，再"以水为事"，即易感受寒湿之气而伤于肾，这是比较符合临床实际的。

【原文】帝曰：人之肉苛者，虽近衣絮，犹尚苛也，是谓何疾？岐伯曰：荣气虚，卫气实也。荣气虚则不仁，卫气虚则不用，荣卫俱虚，则不仁且不用，肉如故也，人身与志不相有，曰死。

提示：说明荣卫逆调而致成肉苛。

（1）肉苛者，虽近衣絮，犹尚苛也：肉苛，是皮肤麻木不仁之意。这种病虽然以衣絮暖之，也仍不知痛痒，说明肉苛较一般不仁为重。

（2）荣气虚，卫气实：营阴而卫阳，营内而卫外，营濡而卫煦，二者相得而行，互相为用，若荣气虚少，肌肉失养，故顽麻不仁。由于卫气未虚而尚正常，肢体活动不受影响。

（3）荣卫俱虚，则不仁且不用：荣卫俱虚则气血俱伤，营血虚则肌肉失濡，故为不仁；卫气虚则筋骨失温运，故为不用。不用，不能举动之意。

（4）肉如故也：是形体外观肌肉如常之意。因为不仁不用，只是感觉和运动方面的异常，但肌肉不瘦削，而外观仍如故也。正如马莳云："肉甚痹重，其肉未必减于昔也。"

（5）人身与志不相有，曰死：吴崑："志不足以帅形气，人虽犹存，失其生理矣，死其一肢一肉，是为死之徒也。"此说局部肌肉死亡。张景岳："人之身体在外，五志在内，虽肌肉如故，而神气失守，则外虽有形，而中已无主，若彼此不相有也，故当死。"此说神气失守而死亡。

根据经文之义，似以张说为允当。

按：所谓肉苛证，即由于营气虚而引起的肌肤不知痛痒寒热的证候。但由于卫气未虚，故举动正常，而且肌肉亦丰满如故。关于"荣气虚、卫气实"之句，丹波元简认为"恐是衍文"。我们以为不然，此七字是与荣虚则不仁、卫虚则不用相对而言的，说明荣卫可以俱病，也可以单独为病。

【原文】帝曰：人有逆气、不得卧而息有音者；有不得卧而息无音者；有起居如故而息有音者；有得卧行而喘者；有不得卧不能行而喘者；有不得卧，卧而喘者；皆何脏使然？愿闻其故。岐伯曰：不得卧而息有音者，是阳明之逆也，足三阳者下行，今逆而上行，故息有音也。阳明者，胃脉也。胃者，六腑之海，其气亦下行。阳明逆，不得从其道，故不得卧也。下经曰：胃不和则卧不安，此之谓也。夫起居如故而息有音者，此肺之络脉逆也；络脉不得随经上下，故留经而不行。络脉之病人也微，故起居如故而息有音也。夫不得卧，卧则喘者，是水气之客也。夫水者，循津液而流也。肾者，水脏，主津液，主卧与喘也。帝曰：善。

提示：说明脏气逆调而为息喘之病。

（1）不得卧而息有音者：

$$\left.\begin{array}{l}\text{阳明之逆}\\\text{足三阳}\\\text{逆而上行}\end{array}\right\}\text{逆冲于肺，肺气失降——喘息有音}$$

阳明胃气以下行为顺，今上逆迫肺，肺气不降，气道壅塞，呼吸不利，故喘息有音。

足三阳经，皆由头面下行至足，所以其气均应下行，今反逆而上行，逆则上冲于肺，肺主呼吸为逆气所迫，故呼吸不利而息有音。张景岳："足之三阳，其气皆下行，足之三阴，其气皆上行，亦天气下降，地气上升之义。"

（2）胃不和则卧不安：胃以和降为顺，若由饮食过饱，或病胀满，胃气失于和降，反而上逆，满闷不舒，故反复不宁，不能安卧。正如张琦曰："阳明逆则诸阳皆逆，不得入于阴，故不得卧。"

（3）起居如故而息有音：

起居如故 息有音

络脉之病人也微　　肺之络脉逆

张景岳："病不在胃，亦不在脏，故起居如故。气逆于肺之络脉者，病浅而微，故但为息有音耳。"

（4）不得卧，卧则喘者，是水气之客：肺与肾在水液代谢、津液环流中起着非常重要的作用。若肾气不足，水液失于蒸化，而致停聚。停聚之水气上凌于肺，故卧而喘也，此为标本俱病。水性就下，坐则水下行，肺不受碍故不喘，卧则水邪上迫于肺，气出不畅，故喘。"与"字可能是"西"字之讹。

按：本节经文问者六，而答者三。王冰以为是"古之脱简"，吴崑竟增补三条，而张志聪则谓："圣人之言，浑然隐括，或言在意中，或意在言表。"我们认为，张氏之说，较为合理。

此节所论述之喘息，虽然涉及经脉气逆、阴阳不和等方面，但最主要的是肺、胃、肾三脏的病变，而且多为胃肾病变，影响于肺。阳明胃脉气逆，则不及卧而喘；太阴肺络气逆，则起居如故而喘；少阴肾水上迫于肺，则卧而即喘。所以同一喘息病，因病理机制不同，则有卧而加重与卧而不加重之分。经文虽少，实已概括了逆气的大义。特别"胃不和则卧不安"的理论，对临床实践有着重要指导意义。

本神

本者，源也；神者，人的精神意识，思维活动之总称。本神者，就是探讨人的精神意识、思维活动产生的由来及其正常的生理作用和反常的病理现象。同时进一步说明，不论治病养生，都必须注意神的变化，才有预期的效果。

目的和要求

1. 掌握精、神的概念，精与神的相互关系。
2. 掌握神、魂、魄、意、志与五脏的关系及其虚实证候。
3. 从思维与存在的关系理解魂、魄、意、志、思虑、智的一般含义。
4. 了解情志太过，伤及五脏引起精神活动变异的一般症状。

【原文】黄帝问于岐伯曰：凡刺之法，先必本于神。血、脉、营、气、精、神，此五脏之所藏也。至其淫泆离藏则精失，魂魄飞扬，志意恍乱，智虑去身者，何因而然乎？天之罪与？人之过乎？何谓德、气、生、精、神、魂、魄、心、意、志、思、智、虑？请问其故。

岐伯答曰：天之在我者德也，地之在我者气也，德流气薄而生者也。故生之来谓之精，两精相搏谓之神，随神往来者谓之魂，并精而出入者谓之魄，所以任物者谓之心，心有所忆谓之意，意之所存谓之志，因志而存变谓之思，因思而远慕谓之虑，因虑而处物谓之智。故智者之养生也，必顺四时而适寒暑，和喜怒而安居处，节阴阳而调刚柔。如是，则辟邪不至，长生久视。

提示：主要说明神的具体内容及其在治疗和养生上，都要注重神的调养与变化。

（1）凡刺之法，先必本于神：言凡刺之法则必须首先从根本上了解人的精神活动，以确定其补泻等手法。

（2）天之罪与；人之过乎：天，指自然。与，同欤，问词。此乘上文，言形成以上种种之病态，究竟是自然趋势的罪过呢，还是人为的罪过呢？

（3）天之在我者德也，地之在我者气也，德流气薄而生者也：天为阳之总称，地为阴之总称。在，作赋予、赏赐、送给解。我，作我们，泛指万物而言。德，指阳之功能与精气，如天空的气候、日光、雨露等。气，指阴精物质，为地面上的水土、物产等。流薄，即交会，德流气薄而生，即阴阳雌雄交会而产生新的生命。

（4）故生之来谓之精：精，是在生命之先就存在，人的生命来源于精，故曰生之来谓之精。

（5）两精相搏谓之神：两精，即阴阳之精。搏，是交结的意思。神，是生命活动的动力。生活之人，有形体，有神明，而形体在神明之先。正如天年篇所说："血气已和，荣卫已通，五脏已成，神气舍心，魂魄毕具，乃成为人。"

（6）随神往来者谓之魂：人的精神活动，总名之为神，分言之有魂魄等名。魂是神中思想意识的一种功能，和神的关系非常密切。如神静则魂藏，神清则魂宁，神惊则魂动，神昏则魂荡，神失则魂散，神之安危，魂为之表露，故曰随神而往来谓之魂。

（7）并精而出入者谓之魄：并，有依附、随从之意。魄是神中知觉运动语言活动的一种功能。诸如人体的寒热痛痒，行走举动，言语笑貌，情态表露，均与魄有直接关系，而魄之正常与否，与精又有直接关系。如精充则魄盛，精衰则魄弱，精败则魄离。

（8）所以任物者谓之心：任，是担任。物，是万事万物。心主神明，为一身之主宰，既负担五脏六腑的生命活动，又担任处理处置事物的变化。正如马莳所说："其所谓心，意、志、思、智、虑，举不外于一心焉耳。"

（9）心有所忆谓之意：忆，即思忆。意，即意念。心有所思，这就是一个意念，也叫作一个念头，属于思维活动的第一步，为低级阶段。正如李念莪说："心已起而未有定属者意也。"

（10）意之所存谓之志：志，即志向。认为意念正确，可以确定作为自己行动的方向，这是思维活动的高级阶段。正如李念莪说："意已决而确然不变者志也。"

（11）因志而存变谓之思：因，是根据。思，即思考。就是说根据已确定的志向，在未行动之前，又反复思考其成败，正如张景岳说："意志虽定，而复有反复计度者曰思。"

（12）因思而远慕谓之虑：虑，是考虑，谋思之谓。对其准备实行之事，又加深思远虑，心生忧疑，盘旋其最终之结果，即谓之虑。

（13）因虑而处物谓之智：凡深思熟虑的，必既虑其始，又虑其终，既虑其成，又虑其败，经过周密思考之后，妥善而稳当地办理事物，即谓之智。

（14）节阴阳而调刚柔：刚为阳，柔为阴；刚为有余，柔为不足。从人体来说，阴阳调和，刚柔相济，不亢不卑，方为生理常态。这样心情舒畅，气血流通，身体健壮。

【原文】是故怵惕思虑者则伤神，神伤则恐惧流淫而不止。因悲哀动中者，竭绝而失生。喜乐者，神惮散而不藏。愁忧者，气闭塞而不行。盛怒者，迷惑而不治。恐惧者，神荡惮而不收。心，怵惕思虑则伤神，神伤则恐惧自失。破䐃脱肉，毛悴色夭，死于冬。脾，愁忧而不解则伤意，意伤则悗乱，四肢不举，毛悴色夭，死于春。肝，悲哀动中则伤魂，魂伤则狂妄不精，不精则不正，当人阴缩而挛筋，两胁骨不举，毛悴色夭，死于秋。肺，喜乐无极则伤魄，魄伤则狂，狂者意不存人，皮革焦，毛悴色夭，死于夏。肾，盛怒而不止则伤志，志伤则喜忘其前言，腰脊不可以俛仰屈伸，毛悴色夭，死于季夏。恐惧而不解则伤精，精伤则骨痠痿厥，精时自下。是故五脏主藏精者也，不可伤，伤则失守而阴虚；阴虚则无气，无气则死矣。是故用针者，察观病人之态，以知精、神、魂、魄之存亡得失之意，五者以伤，针不可以治之也。

提示：论述神志为病的病理、症状及预后。

（1）心，怵惕思虑则伤神，神伤则恐惧自失，破䐃脱肉，毛悴色夭，死于冬：心藏神，若神受伤不能自持，故恐惧莫知所措，而有心神失守之状。心又主血脉，神明逆乱之后，必致血郁气滞，肌腠皮毛失养，故见上症。色夭，谓如赭之色也，心属火，冬季属水，水能克火，故心病死于所不胜之冬季。

（2）脾，愁忧而不解则伤意，意伤则悗（音满）乱，四肢不举，毛悴色夭，死于春：脾藏意，若忧愁不解，百思索回，而致脾气不舒，运化失畅，故使心胸苦闷烦乱。脾为气血生化之源，今脾病，不能输送精微物质于全身，故四肢不举，毛悴色夭。色夭，谓如黄土之色也，脾属土，春属木，木克土故死于所不胜之春季。

（3）肝，悲哀动中则伤魂，魂伤则狂妄不精，不精则不正，当人阴缩而挛筋，两胁骨不举，毛悴色夭，死于秋：肝藏魂，若悲哀过甚，影响内脏而伤魂，魂伤则神识异常，表现为癫狂或迷忘，而不精明，言行失常。肝脉循两胁，环阴器，肝又主藏血。今肝血受伤，筋脉失养，故见上症。色夭，谓如蓝之色，肝属木，秋属金，金克木，故死于所不胜之秋季。

（4）肺，喜乐无极则伤魄，魄伤则狂，狂者意不存人，皮革焦，毛悴色夭，死于夏：肺藏魄，若喜乐无度则伤魄，魄被伤则其人狂妄，旁若无人。由于肺伤，皮毛得不到肺所宣发的"如雾露之溉"之气以充养，故皮革焦而毛悴色夭。色夭，谓如盐之色也。肺属金，夏属火，火能克金，故死于所不胜之夏季。

（5）肾，盛怒而不止则伤志，志伤则喜忘其前言，腰脊不可以俛仰屈伸，毛悴色夭，死于季夏：肾藏志，若因大怒不止则伤志，志伤则意失，故记忆力减退而好忘前言。肾主藏精，主骨生髓，腰为肾之府，今肾伤则不充于骨，则腰脊转动困难。皮毛失去精血的濡养，亦谓之憔悴而零落。色夭，谓色如地苍也。肾属水，季夏属土，土能克水，故死于所不胜之季夏。季夏，是夏季的末尾，是农历六月十三日至三十日（或十二日至二十九日）的十八天。

以上五脏受情志之伤而为病，皆为受其他脏所主之志而伤，其理何在？张志聪曰："夫脾志并于心，肺志并于脾，肝志并于肾，乃子气并于母也。肺志并于肝，心志并于肺，受所不胜之相乘也。"此说可作参考。

（6）恐惧而不解则伤精，精伤则骨酸痿厥，精时自下：肾在志为恐，又主藏精，若恐惧日久，伤及肾精，精伤则骨骼失充养，故骨节酸痛，下肢痿弱而厥冷。恐则气下而陷，肾气伤而不能固藏，故精时自下。

（7）是故五脏主藏精者也，不可伤，伤则失守而阴虚，阴虚则无气，无气则死矣：气本于精，精藏于脏，气聚则生，气散则死。今精伤阴虚，不能化气，无气则气化不能进行，生机不能启动，生命也就停止。

按：上述几节，论述了精神魂魄志意思虑之生成及其作用。对于精和神的关系，论中明确的提示了"两精相搏谓之神"。精是神的物质基础，即物质是第一性，精神是第二性，这是我国较早的朴素的唯物论观念。

神生于精，精生于脏而又藏于脏，故可谓五脏是神志的寓舍，所以脏腑与神志，可以相互影响而发生各种虚实疾病。如精神失常，可以危及脏腑，累及肢体，甚至于死亡。他示人防治疾病，不但要注意四时寒暑，饮食居处，而且要注意精神调养，才能延年益寿。

【原文】肝藏血，血舍魂，肝气虚则恐，实则怒。脾藏营，营舍意，脾气虚则四肢不用，五脏不安，实则腹胀，经溲不利。心藏脉，脉舍神，心气虚则悲，实则笑不休。肺藏气，气舍魄，肺气虚，则鼻塞不利，少气，实则喘喝胸盈仰息。肾藏精，精舍志，肾气虚则厥，实则胀，五脏不安。必审五脏之病形，以知其气之虚实，谨而调之也。

提示：说明五脏各有所藏及虚实为病。

（1）肝藏血，血舍魂，肝气虚则恐，实则怒：舍，是寄附的意思。肝为将军之官，虚则魂无所依，故恐，实则郁遏不伸故怒。

（2）脾藏营，营舍意，脾气虚则四肢不用，五脏不安，实则腹胀，经溲不利：脾胃气血生化之源，五脏之主，今脾虚，四肢不得禀水谷气，故不用。五脏失于灌养，故不安。脾脉入腹络于胃，土气壅郁，则升降不调，气化失常，气与水不得输转，故腹胀，经溲不利。经，当作"泾"，《素问·调经论》曰："形有余，则腹胀，泾溲不利。"

（3）心藏脉，脉舍神，心气虚则悲，实则笑不休：喜为心之志，气和志达生喜笑。若心血虚少，心神不足，故易生悲，心为阳中之阳脏，心气实，阳气愈盛，经常处于亢奋状态，故喜笑不休。

（4）肺藏气，气舍魄，肺气虚，则鼻塞不利，少气，实则喘喝胸盈仰息：肺主气司呼吸，开窍于鼻，若肺气不足，阖阚无力，故感鼻若塞而不通利，呼吸气短。喘喝者，气促声粗。胸盈，乃胀满之意。仰息，是不能偃卧，仰首而呼吸也。今肺气壅滞，不能肃降，满而上逆，故见上证。

（5）肾藏精，精舍志，肾气虚则厥，实则胀：肾精所化之气，即为肾气，若肾气虚弱，元阳不足，四肢失于温煦，故厥。胀，是腹胀，因肾之寒气过甚，不能为胃行使关门之权故也。

（6）五脏不安。必审五脏之病形，以知其气之虚实，谨而调之：张景岳曰："此总结前章而言其治法也。"

附：简讲表

肝 {
　虚——魂无所依——恐
　实——郁遏不伸——怒
}

脾 {
　虚 {
　　四肢不得禀水谷气——不用
　　五脏失于灌养——不安
　}
　实——土气壅郁，升降失调，气化失常，气与水不得转输 {
　　腹胀
　　小便不利
　}
}

心 {
　虚——心血虚少，神气不足——悲
　实——心为阳中之阳脏，实则阳气愈盛——喜笑不休
}

肺 {
　虚——阖阚无力——鼻若塞而不通利，呼吸气短
　实——肺气壅滞，满而上逆 {
　　气促声粗
　　胸部胀满
　} 仰息（仰首呼吸）
}

肾 {
　虚——阳气不足，皮肤失温——厥
　实——寒气过甚，不能为胃行使关门之权——腹胀
}

营卫生会

　　所谓营，是行于脉中之精气，所谓卫，是行于脉外之阳气，生是生成，会，是会合。本篇主要论述营卫之生成与会合，故名营卫生会。营卫之生成，同出一流，均由水谷之精微所化生，其柔顺者为营，剽悍者为卫，营主营养，卫主捍卫，营行脉中，卫行脉外。然二者运行异途，但于夜半则会合于阴，故曰"合阴"。又因营卫之运行敷布与三焦密切相关，故又论述了三焦的部位及功能。

目的和要求

1. 掌握营卫的生成、分布与功能。
2. 理解营卫运行的规律及其与自然气候的关系。
3. 掌握昼精夜瞑与卫气运行的关系。
4. 了解营卫与三焦的关系，理解三焦的概念及其生理功能。

【原文】黄帝问于岐伯曰：人焉受气？阴阳焉会？何气为营？何气为卫？营安从生？卫于焉会？老壮不同气，阴阳异位，愿闻其会。岐伯答曰：人受气于谷，谷入于胃，以传与肺，五脏六腑，皆以受气，其清者为营，浊者为卫，营在脉中，卫在脉外，营周不休，五十度而复大会，阴阳相贯，如环无端，卫气行于阴二十五度，行于阳二十五度，分为昼夜，故气至阳而起，至阴而止。故曰：日中而阳陇，为重阳，夜半而阴陇为重阴，故太阴主内，太阳主外，各行二十五度分为昼夜。夜半为阴陇，夜半后而为阴衰，平旦阴尽而阳受气矣。日中而阳陇，日西而阳衰，日入阳尽而阴受气矣。夜半而大会，万民皆卧，命曰合阴，平旦阴尽而阳受气，如是无己，与天地同纪。

　　提示：主要说明营卫之气的生成与循行。

　　（1）营周不休，五十度而复大会：营周不休，即营气运行，周而复始，无有休止。五十度而复大会，营行脉中，运行于十四经，起于手太阴肺经，终于足厥阴肝经，再回手太阴，是为一周。每日四十五周。夜半与卫气会于内脏。至次日寅时复会于手太阴肺经。

（2）卫气行于阴二十五度，行于阳二十五度，分为昼夜：一度，即一周。卫气夜行阴分二十五周，昼行阳分二十五周，一昼夜共行五十周。其行阴行阳之顺序如下：①昼行于阳：平旦由足少阴肾经注于足太阳膀胱经，出于目内眦之睛明，循太阳下至足；同时又从目锐眦循手太阳小肠下至手而散。其至足者，又从足少阴上行至头，注于目锐眦。从足少阳胆经下行至足；同时又循手少阳三焦下至手而散。其至足者，又从足少阴上行至头，注于耳前，循足阳明胃经下行至足；同时又循手阳明大肠经下至手而散。其至足者，又从足少阴上行至头，复出睛明，是为行阳一周。②夜行于阴：先从足少阴肾注于心，心注于肺，肺注于肝，肝注于脾，脾又注于肾，是为行阴一周。

附：卫气散行示意图

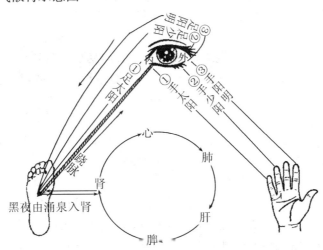

黑夜由涌泉入肾

说明：卫气在白日行于足三阳者，则如环无端，循环不已。它的特点是通过跷脉而上于目。

循行于手三阳经的卫气，沿着手三阳的经脉，与循行于足三阳经的卫气同时出发，逆着经脉的走行方向。多放散于躯壳的组织中去，而不再反流。当夜晚入睡之时，卫气从阳经下于足心"涌泉"穴，转足少阴肾经，进入内脏，按五行相克的次序转注于心、肺、肝、脾、肾为一周。当天明之时，卫气又通过跷脉转至三阳经活动而不休止。

文中提到从目锐眦循手太阳小肠，而示意图是在目内眦，是否矛盾？因手太阳经另一支脉至目内眦，实际殊途同归。

（3）与天地同纪：规律、度数叫做纪。与天地同纪，是说营卫的运行，与天地日月运行规律及度数相类似。

【原文】黄帝曰：老人之不夜瞑者，何气使然？少壮之人不昼瞑者，何气使然？岐伯答曰：壮者之气血盛，其肌肉滑，气道通，营卫之行，不失其常，故昼精而夜瞑。老者之气血衰，其肌肉枯，气道涩，五脏之气相搏，其营气衰少而卫气内伐，故昼不精，夜不瞑。

提示：主要说明夜瞑和不夜瞑的道理。

（1）昼精而夜瞑：即是说，白天精神充沛，夜晚安卧熟睡。

这是营卫气血运行畅达，少壮人及健康人的正常生理现象。

营与卫合偕行于皮肤肌腠之间，因昼夜不同而或外出或内入。少壮之人，气血旺盛，其充肤温肉之功用显著，而肌肉亦因之滑利。所谓气道，即肌肉纹理，络脉之所布，为三焦通会元真之处和营卫游行出入之路。若结合这几个方面关系则为血气盛—肌肉滑—气道通—营卫出入，不失常度—昼精夜瞑。

（2）昼不精，夜不瞑：老人气血衰败，肌肉枯槁，气道滞涩，内脏之气搏聚而不行，不能通调于内外。白天卫气不振故不精，夜晚卫气内伐，营气衰少不能与其匹配故不瞑。

【原文】黄帝曰：愿闻营卫之所行，皆何道从来？岐伯答曰：营出于中焦，卫出于下焦。

提示：说明营卫之气的化生来源。

按：营出于中焦，古今医家均无异议。而卫气所出，则有上焦和下焦之说，不能同一。我们认为二说皆有道理和依据。卫出下焦，理由有二：①命门属阳，为一身阳气之根本，藏于下焦气海丹田，卫气必然由此而发出。②卫气之运行昼出于太阳膀胱，行于手足三阳；夜出于少阴肾，均属下焦，故曰卫出于下焦。

至于卫出上焦，理由亦有二：①卫为水谷之悍气，命门阳气上过中焦与悍气相并，偕行于中焦，然后宣发于上焦，以熏肤、充身、泽毛、卫外、司开阖，故曰卫出上焦。②卫气运行，平旦出于目内眦之睛明穴，目在头上，为诸阳之会，属上焦之分，故卫出上焦。

从此可见，卫气出下焦和上焦，只是本末之不同，言卫气出下焦者，是言其化生之根本，言卫气出上焦者，是言其宣发运行之门户，从出生本源而论，则应从下焦为是。

【原文】黄帝曰：愿闻上焦之所出。岐伯答曰：上焦出于胃上口，并咽以上，贯膈，而布胸中，走腋，循太阴之分而行，还至阳明，上至舌，下足阳明，常与营俱行于阳二十五度，行于阴亦二十五度，一周也。故五十度而复大会于手太阴矣。

黄帝曰：人有热饮食下胃，其气未定，汗则出，或出于面，或出于背，或出于身半，其不循卫气之道而出，何也？岐伯曰：此外伤于风，内开腠理，毛蒸理泄，卫气走之，固不得循其道，此气慓悍滑疾，见开而出，故不得从其道，故命曰漏泄。

提示：说明漏泄的病因、病理。

所谓漏泄，即是说在热饮食刚入胃后，人体某一部分，为面部、背部或半身，汗出不止，为漏而外泄。

为何出现这种情况呢？本文提出了两种原因：

（1）热饮食：热食气悍，内助其热，热气熏蒸，则腠理开发，汗即外泄。

（2）伤于风：风为阳邪，其性开泄，故风邪伤人，易使腠理失固而汗出。

由此可见，漏泄之证，不是卫气本身有病，而是热饮食和外伤于风，汗不循卫气之常道而出无方所，出不由度所致。正如张景岳所说："风为阳邪，有外热也，热食气悍，因内热也，热之所聚，则开发腠理，所以毛蒸理泄，而卫气走之，故不循其常道也。"此因卫气慓悍滑疾，一见腠理不密之处，即乘隙而出，既失其卫外之固护，又失其循行之常度，故汗出为漏。

【原文】黄帝曰：夫血之与气，异名同类。何谓也？岐伯答曰：营卫者，精气也，血者，神气也，故血之与气，异名同类焉。故夺血者无汗，夺汗者无血，故人生有两死而无两生。

提示：说明气与血和汗与血的关系。

（1）营卫者，精气也：营卫之气虽有清浊精悍之分，但均为水谷化生的精微之气，故皆称之为精气。

（2）血者，神气也：张景岳："血由化而赤，莫测其妙，故曰血者神气也。"张志聪："血者，中焦之精汁，奉心神而化赤，神气之所化也。"根据经文之义，二氏之说，均似欠安。因为血液是神志活动的物质基础，神赖血而生存，有其血方有其神，故曰血者神气也。

（3）血之与气，异名同类：气，指营卫之气。营卫与血，名虽不同，然均为水谷所化生，故曰异名同类。

（4）夺血者无汗，夺汗者无血：夺，是剥夺，耗伤过度之意。血以营气而化，以液而成，汗乃血之液，气化而为汗。由于血汗同源，故对血液耗伤过度的人，不能再发其汗，汗液耗伤过度的人，不能再取其血（放血疗法之属）。张仲景在《伤寒论》中明确指出"亡血家不可发汗"，就是根据这个道理。

（5）故人有两死，而无两生："两"，指夺血，夺汗两者而言。无两生者，是说夺其血未夺其汗，或夺其汗未夺其血，两者未有俱夺，病虽重而有生活之机。如大汗亡阳，急用四逆辈以回阳；崩中脱阴，速投独参类以救阴，往往转危为安。如果失血又兼大汗，阴阳俱脱，每多难救，此即所谓"有两死"。

复习思考题

1. 试述昼精夜暝，昼不精夜不暝与卫气运行的关系。
2. 营卫与血汗的关系如何？

决 气

目的和要求

1. 掌握精、气、津、液、血、脉的概念及其主要功能。
2. 掌握六气不足所发生的病变特征在临床辨证中的意义。
3. 理解六气同源而异名的机制及其指导临床的意义。

【原文】黄帝曰：余闻人有精、气、津、液、血、脉，余意以为一气耳，今乃辨为六名，余不知其所以然。岐伯曰：两神相搏，合而成形，常先身生，是谓精。何谓气？岐伯曰：上焦开发，宣五谷味，熏肤、充身、泽毛，若雾露之溉，是谓气。何谓津？岐伯曰：腠理发泄，汗出溱溱，是谓津。何谓液？岐伯曰：谷入气满，淖泽注于骨，骨属屈伸，泄泽补益脑髓，皮肤润泽，是谓液。何谓血？岐伯曰：中焦受气，取汁变化而赤，是谓血。何谓脉？岐伯曰：壅遏营气，令无所避，是谓脉。

提示：主要说明六气的含义、来源与作用。

（1）余意以为一气耳，今乃辨为六名：对"一气"有不同见解：

1）张景岳："六者之分，总由气化，故曰一气。"

2）杨上善："一气者，真气也。真气在人，分一以为六别。"

3）马莳："精气津液血脉，分而言之则有六，总而言之则曰气。"

以上三说，虽各有理，然以景岳之说为妥。这里谈的是精气津液血脉六者与气的功能关系，并非一即六，六即一之义。

（2）两神相搏，合而成形，常先身生，是谓精：两神，即阴阳，在人指男女，在其他动植物指牝牡，雌雄两性而言。相搏，言彼此交合之意。合而成形，言两性交合之后，便可以产生一个新的形体。精是形体的物质基础，形体是由精气而化生，先有精而后有其形，所以说"常先身生是谓精。"阴阳合而万物形成，无不先从精始。

（3）上焦开发，宣五谷味，熏肤、充身、泽毛，若雾露之溉，是谓气：

开发是通达之意。宣是布散之意。五谷味，指水谷精微而言。关于气，有不同见解：

张景岳："气者，人身之大气，名为宗气。"

杨上善："上焦开发宣扬五谷之味，熏于肤肉，充身泽毛，若雾露之溉万物，故谓之气，即卫气也。"

此处之气，应兼指卫气和宗气而言。卫气生于下焦命门，由上而下，到中焦脾胃与谷气相并，而上达于上焦，赖上焦宗气之力，宣布五谷之精微，温熏肌肤，充养形体，润泽毛发，如同雾露之灌溉万物一样，这就叫作气。

（4）腠理发泄，汗出溱溱，是谓津：腠理，即肌肉之纹理。发泄，言玄府开发泄汗。溱溱，是指滋泽之意。津者阳之液，津较液为清稀。充于肌肤以内者为津，发于肌肤以外者为汗。但津具有营养物，而汗则纯为废物，是其所别。

（5）谷入气满，淖泽注于骨，骨属屈伸，泄泽补益脑髓，皮肤润泽，是谓液：淖泽，指水谷精微中滑腻浓厚的部分。骨属，指骨骼系统。泄泽：泄，是流出之意，泽指汁液。

关于气满，有两解：

1）张景岳："谷入于胃，其气满而化液。"

2）马元台："谷气入于胃，化为精微之气，充满淖泽。"

液属阴而体较浓，流动性较小，故主濡润骨骼，补益脑髓。

（6）中焦受气，取汁变化而赤，是谓血：这是中医学血液生成的传统概念。中焦指脾胃，脾胃化生的水谷精气，经过心肺的气化作用，变为血液。心肺参与血的化生，过去医家早有论述，《灵枢·营卫生气》说："中焦亦并胃中，出上焦之后，此所受气者，泌糟粕，蒸津液，化其精微，上注于肺脉，乃化而为血。"吴懋先曰："中焦受水谷之精气，济泌别汁，奉心神变化而赤，是为血。"

（7）壅遏营气，令无所避，是谓脉：筑土为堤，防水之横流为壅。遏者，制止之意。壅遏营气，即营血行于脉道之中，而不是外溢横流。逆行或他行，令无所避，就是说，使营血不能逆行或他行，而必须流行于脉管之中。张景岳："壅遏者，堤防之谓，犹道路之封疆，江河之有涯岸。"

【原文】黄帝曰：六气者，有余不足，气之多少，脑髓之虚实，血脉之清浊，何以知之？岐伯曰：精脱者，耳聋；气脱者，目不明；津脱者，腠理开，汗大泄；液脱者，骨属屈伸不利，色夭，脑髓消，胫疫，耳数鸣；血脱者，色白，夭然不泽，其脉空虚，此其候也。

提示：说明六气的病态。

（1）精脱者，耳聋：肾藏精——开窍于耳 $\begin{cases} 精充——耳聪 \\ 精脱——耳聋 \end{cases}$

耳聋证原因较多，除气闭耳聋无耳鸣外，其他多是先耳鸣后聋。精脱耳聋，常有眩晕，耳鸣，腰酸，脉细等症。临床治疗：滋补肾阴。

（2）气脱者，目不明：气，指人体真气而言，也包括精在内。人之眼目，精明善视，主要是精与气的作用。精与气二者是互相为用的，任何一方有所亏损，都会影响到另一方面。所以气脱即包括精脱。为失血过多，导致气脱者，患者就觉得两目发黑，视物不清，用大剂独参汤固气，可以获得明显的疗效。

（3）津脱者，腠理开，汗大泄：在内为津，发外为汗。汗大泄者津必脱。其病理机制，一则可能由于卫虚表不固，腠理开而不闭，因而亡阳大汗，一则汗虽出于津，但实为阳气所化，所以汗出太多，就会引起亡阳，叫作大汗亡阳。不论是亡阳大汗还是大汗亡阳，若病症已濒于这种危急阶段，皆应投回阳益阴之剂，以固其脱。

（4）液脱者，骨属屈伸不利，色夭，脑髓消，胫痠，耳数鸣：夭，指皮肤枯槁无华。液能充骨益脑而泽皮肤，今因液脱则皆失养，骨髓无以充，故屈伸不利，脑消，胫痠；皮肤无以滋，故色枯而夭；液脱则阴虚，故耳鸣。

（5）血脱者，色白，夭然不泽：夭然不泽，即枯槁无神的意思。血之荣华显现于色，故血脉充盛，则色泽有神，血脉虚衰，则色枯无神。正如张景岳说："血之荣在色，故血脉者色白如盐。夭然不泽，谓枯涩无神也。"

（6）其脉空虚，此其候也：《针灸甲乙经》在其脉空虚之上，有"脉脱者"三字，丹波元简亦同此见，他说："本经脱'脉脱者'三字，当补。若不然则六脱之候不备焉。"此说可作修改。

【原文】黄帝曰：六气者，贵贱何如？岐伯曰：六气者，各有部主也，其贵贱善恶，可为常主，然五谷与胃为大海也。

提示：说明六气各为五脏所主，而五谷与胃是六气生化的来源。

（1）六气者，各有部主：部主，指六气各有主宰的部位。

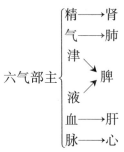

（2）其贵贱善恶，可为常主：其，指六气。贵贱善恶，指六气的重要和次要而言。常主，指六气各有自己所固定的作用。六气在人体中虽然作用有大小的不同，但都有自己所固定的功能。

（3）五谷与胃为大海也：马莳："此六气者，成于五谷精微之气，而胃则纳谷而成之，故胃又为六气之大海也。"

热 论

本篇具体地讨论了热病的成因、症状、传变规律，治疗大法及预后禁忌等诸方面问题。并把"外感""伏邪""两感于寒"作了对比。它是一篇较系统而又全面的热病文献。因本篇讨论的都是有关热病问题，故以热论名篇。

目的和要求

1. 理解"今夫热病者，皆伤寒之类也"的含义。
2. 理解六经分论的病机、病症、传变规律，治疗大法以及它在热病发展史上所起的作用。
3. 了解两感于寒的见证和预后。
4. 了解"病遗""食复"的原因及其治疗大法。

【原文】黄帝问曰：今夫热病者，皆伤寒之类也。或愈或死，其死皆以六、七日之间，其愈皆以十日以上者何也？不知其解，愿问其故。岐伯对曰：巨阳者，诸阳之属也，其脉连于风府，故为诸阳主气也，人之伤于寒也，则为病热，热虽甚不死；其两感于寒而病者，必不免于死。

提示：说明热病的形成及预后

（1）今夫热病者，皆伤寒之类也：就是说，凡是外感发热的疾病，皆都属于广义伤寒的范畴。如《难经·五十八难》说："伤寒有五：有中风、有伤寒、有湿温、有热病、有温病，其所苦各不同。"

（2）巨阳者，诸阳之属也，其脉连于风府，故为诸阳主气也："巨"，即大的意思，《甲乙》作太。巨阳，即指太阳。太阳为六经之长、为人身之藩篱，统摄阳分，故曰诸阳之属。诸阳，即指三阳经。属，作宗属或会解。

足太阳经脉上连风府，风府为督脉穴位。足太阳之脉，起于目内眦，上额交巅，下脑后，连于督脉之风府穴（在枕后大筋陷中，入发际一寸）。督脉总督一身之阳，与太阳脉挟脊下行，故太阳为诸阳主气，而诸阳皆归其统摄。

（3）人之伤于寒也，则为病热，热虽甚不死：足太阳主一身之表，寒邪入侵，首犯太阳。寒邪束表，玄府闭密，阳气不及散越，乃怫郁肌表而为热。此时（正气未伤）用汗法，使毛孔开张，邪随汗解。故发热虽甚而无不良预后。

（4）其两感于寒而病者，必不免于死：两感，即是阴阳两经表里同时受病，为太阳、少阴同病，阳明、太阴同病，少阳、厥阴同病。这样，阴阳皆受，脏腑俱伤，邪盛正衰，治之较难，正如张隐庵说："若两感于寒者，阴阳交逆，荣卫不通，必不免于死。"

按：本节所论热病是指一切外感发热疾病，并非单指一种热病而言，所以本篇一开始就说："今夫热病者，皆伤寒之类也。"由于热从寒起，寒而致热，故又曰："人之伤于寒也，则为病热。"这里所说的伤寒，是广义的伤寒，其中包括各种热性病，实邪伤于寒，传为热病，并非伤寒即热病，热病即伤寒，从下文"凡病伤寒而成温者"句，便可明了。

【原文】伤寒一日，巨阳受之，故头项痛，腰脊强。二日，阳明受之，阳明主肉，其脉挟鼻络于目，故身热，目疼而鼻干，不得卧也。三日，少阳受之，少阳主胆，其脉循胁络于耳，故胸胁痛而耳聋。三阳经络皆受其病，而未入于脏者，故可汗而已。四日，太阴受之，太阴脉布胃中络于嗌，故腹满而嗌干。五日，少阴受之，少阴脉贯肾络于肺，系舌本，故口燥舌干而渴。六日，厥阴受之，厥阴脉循阴器而络于肝，故烦满而囊缩。三阴三阳，五藏六腑皆受病，荣卫不行，五脏不通，则死矣。

提示：主要阐述伤寒的传变、证候及预后。

（1）足太阳膀胱之气外应毫毛而主表，寒邪伤人，必首犯太阳，经气被阻，故见头项、腰脊强痛的症状。

（2）阳明之气外应肌肉，肌肉在皮肤里层，太阳邪气不解，便传入阳明。阳明经气被邪气郁遏，故出现周身肌肉发热。足阳明经起于鼻旁，交于鼻茎，绕络于目内眦。邪气侵入足阳明经变化为热，所以出现目痛、鼻干的证候；热邪循阳明经上扰心神，故出现不得卧的证候。

（3）阳明病邪不解，传入少阳。其脉从耳后入耳中，循行胸胁，邪入足少阳经，故出现胸胁痛、耳聋的证候。

（4）少阳病邪不解，传入太阴。足太阴经入腹，属脾络胃，上膈、挟咽，故热邪侵入足太阴经，便会出现腹部胀满，咽喉干燥的证候。

（5）太阴病邪不解，便传入少阴，足少阴经从肾上贯肝膈，入肺中，循喉咙，系舌本，故热邪侵入足少阴经，便出现口燥舌干而渴的证候。

（6）少阴病邪不解，便传入厥阴，足厥阴肝主筋，其脉绕阴器抵小腹，挟胃，属肝络胆，上贯膈，布胁肋，热邪入于足厥阴经，所以出现阴囊收缩，胸膈烦闷的证候。

总之，本节经文，应注意以下几点：

1）掌握六经的主要证候。本文以六经为纲，以经络循行所过的部位为依据，进行分析归纳。

2）皆为实证热病，未及虚证寒证。张志聪说："六经相传，虽入里阴，而皆为热证。"

3）不能机械理解六经传变日期。方有执在《伤寒条辨》中说："一日、二日、三四五六日，犹言第一、第二、第三四五六之次第也。大要譬如计程，如此立个前程的期式约摸耳。"

六经顺序及传变规律

$$太阳 \longrightarrow 阳明 \longrightarrow 少阳 \longrightarrow 太阴 \longrightarrow 少阴 \longrightarrow 厥阴$$
$$（三阳）\quad（二阳）\quad（一阳）\quad（三阴）\quad（二阴）\quad（一阴）$$

三阳　　　　　　　　　　三阴

表 $\frac{由表传里}{由阳传阴}$ 里

【原文】帝曰：热病已愈，时有所遗者，何也？岐伯曰：诸遗者，热甚而强食之，故有所遗也。若此者，皆病已衰而热有所藏，因其谷气相薄，两热相合，故有所遗也。帝曰：善。治遗奈何？岐伯曰：视其虚实，调其逆从，可使必已矣。帝曰：病热当何禁之？岐伯曰：病热少愈，食肉则复，多食则遗，此其禁也。

提示：热病之后，余热不尽的原因和治疗及其禁忌。

1. 热病后，余热不尽的原因和治疗

（1）原因：$\begin{cases}热有所藏 \\ 热甚而强食\end{cases}$（病机）$\longrightarrow$ 余热不清（遗）

"遗"，遗留之意。杨上善："遗，余也。"此指病邪虽衰，而余热未除，尚有残热留着在脏腑之内外，若当此余热尚盛之时，而勉强或多进饮食，必使未复的脾胃受伤，食气停聚，蕴而为热。谷气之热与病之余热，两热相合，则致病复发，后世称作"食多"证。这就是"热病已愈，时有所遗"的原因。

"强"，上声。

"薄"，与搏义同。吴崑"薄两物摩擦之名。"

（2）治疗：$\begin{cases}视其虚实 \\ 调其逆从\end{cases}$ 可使必已（痊愈）

虚实，是指疾病的虚实。逆从，即不顺之意。此病为热病后期，因饮食不当而病复发，治疗应是轻者减少饮食，则热病渐退，即《伤寒论》"损谷则愈"之义。重者当视其虚实，予以调治，食滞于中的实证当用泻法；脾虚不运的虚证当用补法。调其逆从，就是说根据病性的虚实，而予以适当的治疗。

2. 热病后的禁忌

病热少愈，食肉则复，多食则遗；少愈，病热虽轻尚未全愈之意。此时指热邪未净，脾胃虚弱，应适当调理，多加注意，对于肉食之类，皆当从缓从少。否则，食肉则重浊难消，蕴积成热，使热病复作。若勉强多食，则积滞难化，并可助长余热，使病留连不愈（遗），所以本文最后强调指出"此其禁也"。禁，非绝对禁止，有特别注意之意。正如张景岳说："其有挟虚内馁者，又不可过于禁制，所以贵得宜也。"

总云：

热病 {
遗热原因——热甚而强食之
遗热病机——因其谷气相薄，两热相合
遗热治疗——视其虚实，调其逆从
热病禁忌——食肉则复，多食则遗
}

按：热病后期，由于热邪的煎熬，机体多阴虚且余热不尽。脾胃功能也因病致虚，尚未得复。此时宜慎起居，节饮食，病可渐愈。若饮食无制，必致热病复作，缠绵难已，此即后世所说的"食复"证。由此可知，在病变过程中，治疗是一个方面，而饮食的调理也是重要的一环。

【原文】帝曰：其病两感于寒者，其脉应与其病形何如？岐伯曰：两感于寒者，病一日，则巨阳与少阴俱病，则头痛口干而烦满。二日，则阳明与太阴俱病，则腹满身热，不欲食，谵言。三日则少阳与厥阴俱病，则耳聋囊缩而厥，水浆不入，不知人，六日死。

帝曰：五脏已伤，六腑不通，荣卫不行，如是之后，三日乃死，何也？岐伯曰：阳明者，十二经脉之长也，其血气盛，故不知人，三日，其气乃尽，故死矣。

提示：阐述两感病的证候及预后。

1. "两感"的症状

由于人体的正气不足，不能抵御外邪，所以邪气侵入人体后，便形成表里俱病的两感证。既然表里俱病，就有两经症状同时出现。

（1）头痛口干而烦满：头痛时病在太阳，太阳之经起于目内眦，上额交巅，邪伤太阳之表，经气不舒，逆而向上，邪正交争于头部，故头痛。口干而烦满（闷）为病在少阴，少阴脉贯肾络于肺，系舌本。热伤肾阴，津不上承故口干；阴伤不能上济于心，心火亢盛，故烦；热上灼肺，肺失清肃，故满（闷）。

（2）腹满身热，不欲食，谵言：腹满为病在太阴，因脾弱而运化输布功能失职，故腹满。身热，不欲食，谵言为病在阳明。热盛阳明，阳明主肌肉，故身热尤甚；胃因热而纳谷失常，故不欲食；热扰神明故谵言。王冰："谵言，谓妄谬而不次也。"

（3）耳聋囊缩而厥：耳聋为病在少阳，少阳经脉出耳前后，热邪上壅，故耳聋。囊缩而厥时病在厥阴。厥阴之脉循阴器，故致囊缩；热闭于内，阳不外达故厥逆。

2."两感"病的预后

（1）水浆不入，不知人，六日死："两感"于寒，即表里阴阳脏腑俱病。若五脏六腑皆受病，再加水浆不能进入及昏不知人之症。是胃气已败，神气将去故死。高士宗说："夫三阳以胃气为本，三阴以神气为先，水浆不入，胃气绝矣，不知人，神气亡矣，五六日则不能环复而死。"

（2）阳明者，十二经脉之长也，其血气盛，故不知人；三日，其气乃尽，故死矣：阳明胃为水谷之海，气血生化之源，五脏六腑皆禀气于胃，故阳明为十二经脉之长。其经多气多血，邪犯阳明易致成实热证，热盛上扰神明，则使人昏迷。病后三日，五脏六腑皆病。胃气因之大伤，再延三日，即六日之后，胃气败绝，脏腑荣卫皆失其养，则生机断绝而死。张景岳："如此之后，三日乃死，谓两感传变之后，复三日而死也，即六日之义。"

按：本节说明两感于寒，必不免于死的道理。第一段说明寒邪之中人，多以六经的次序相继传变，使一经受病，或不愈则向里传，这种以次相传，虽然症状逐渐加重，但未见表里脏腑同病，正气尚盛，则病势较轻。本节为两感于寒，表里俱伤，脏腑同病，邪气日盛，精气日竭，故预后不良。

本篇所论之两感，为感受外邪所致，但亦有兼内伤之两感，如《类经》云："两感者，本表里之同病，似若皆以外邪为言，而实有未必尽然者，正以内外俱伤，便是两感。今见少阴先溃于内，而太阳继之于外者，即纵情肆欲之两感也；太阴受伤于里，而阳明感于表者，即劳倦竭力，饮食失调之两感也；厥阴气逆于脏，少阳复病于腑者，必七情不慎，疲筋败血之两感也。"

两感证候，病情虽重，但未必皆死。即是死亡，亦未必期之以三日、六日而死，不要拘泥。

【原文】凡病伤寒而成温者，先夏至日者为病温，后夏至日者为病暑，暑当与汗皆出，勿止。

提示：说明伏气温病及其病名。

（1）凡病伤寒而成温者：温，指温热病而言。此即"冬伤于寒，春必病温"（素问·生气通天论）之义。

（2）先夏至日者为病温，后夏至日者为病暑：夏至是节气名，一般在旧历五月底。这两句话是接上一句而来的，意思是说，感受寒邪而变成温热病的，在夏至以前发生的叫作温病，在夏至以后发生的便称暑病。温与暑，在性质上同属火热之邪，只是程度不同（温轻于暑）而已。正如丹波元简所说："温病、暑病，皆是热病，以时异其名耳。"

（3）暑当与汗皆出，勿止：暑病为阳热内盛，蒸液外泄，故病暑多汗。汗出则外邪有外出之路，切不可见汗出而止之。正如吴崑曰："暑邪在表，令人自汗，则暑邪当与汗皆出，勿得止之，恐蓄邪为患也。"张琦："暑当与汗八字有脱误。"另有释"汗"为用药物发汗，可作参考。

按：温病、暑病皆是热性病，多为感受温热之邪而致病。至于本处的温病、暑病，是为感受寒邪，不即发病，藏于肌肤之间，至春夏阳气上升，久蓄之邪，随阳化热而成温病或暑病。所以后世医家根据这一理论提出"新感"与"伏邪"之说，对外感病成因的认识有了进一步的发展。

对本段经文有两种理解，一种认为是"伏邪"，已如上述。另一种认为，四时有不同的时邪，所以四时有不同的外感热病，如冬日感受寒邪为伤寒，夏日感受暑邪为暑病，春日感受时邪为温病，这是外感热病的一种分类方法。如马蒔曰："此言温病暑病各有其时也，伤寒之病，发于冬者为正伤寒……。"我们认为这种解释符合篇首"今夫热病者皆伤寒之类也"的含义。

胀 论

目的和要求

1. 掌握气肿形成的病机、临床特点以及肺、脾、胃、肠等脏气胀的临床表现。
2. 理解气胀的触诊特点。
3. 掌握胀病治法，"工在疾泻"的临床运用。

【原文】黄帝曰：脉之应于寸口，如何而胀？岐伯曰：其脉大坚以涩者，胀也。黄帝曰：何以知脏腑之胀也。岐伯曰：阴为脏，阳为腑。

提示：胀病的脉象。

（1）其脉大坚以涩者，胀也：

$$
胀病脉\begin{cases}大——邪气盛\\坚——邪气不散\\涩——气血涩滞而虚\end{cases}\Bigg\}正虚邪壅
$$

（2）阴为脏，阳为腑：此阴阳是指脉象而言。一般说，脏病多见于阴脉，腑病多见于阳脉。

$$
以脉象别脏腑之胀\begin{cases}阴——脉涩而坚——胀在脏\\阳——脉大而坚——胀在腑\end{cases}
$$

【原文】黄帝曰：夫气之令人胀也，在于血脉之中耶？脏腑之内乎？岐伯曰：三者皆存焉，然非胀之舍也。黄帝曰：愿闻胀之舍。岐伯曰：夫胀者，皆在于脏腑之外，排脏腑而郭胸胁，胀皮肤，故命曰胀。

提示：胀的成因和部位。

（1）三者皆存焉，然非胀之舍也：三者，指血脉、五脏、六腑而言。舍，指病所，也就是发病的部位。三者皆存，然非胀之舍，意思是说，气机留滞，使人发生胀病，可以关系到血脉、五脏、六腑，但并非胀病的部位。

（2）脏腑之外，排脏腑而郭胸胁，胀皮肤：此言气病为胀的广泛性，其留止之处，内而脏腑之外，胸胁空廓之中，外而皮肤腠理之间，有其处，而又似无其定处。

$$
\text{胀之舍}
\begin{cases}
\text{在内}
\begin{cases}
\text{脏腑之外}\\
\text{空郭之中}
\end{cases}\\
\text{在外——皮肤腠理之间}
\end{cases}
\text{在无形之气分}
$$

关于脏腑之外的"外"，不能单纯理解为脏腑以外的外，他只是说明胀在气分，而未及脏腑之形质。否则气在胃肠作胀，能说在脏腑之外吗？当然，胀在皮肤之胀，就是脏腑之外的了。

【原文】黄帝曰：脏腑之在胸胁腹里之内也，若匣匮之藏禁器也，名有次舍，异名而同处，一域之中，其气各异，愿闻其故。黄帝曰：未解其意，再问。岐伯曰：夫胸腹，脏腑之郭也。膻中者，心主之宫城也；胃者，太仓也；咽喉、小肠者，传送也；胃之五窍者，闾里门户也；廉泉、玉英者，津液之道也。故五脏六腑者，各有畔界，其病各有形状。营气循脉，卫气逆为脉胀；卫气并脉循分为肤胀。三里而泻，近者一下，远者三下，无问虚实，工在疾泻。

提示：胀病的成因病理与治法。

（1）夫胸腹，脏腑之郭也：郭，城郭也。胸腹为脏腑之保障，故为脏腑之郭。

（2）膻中者，心主之宫城也：张景岳："膻中，胸中也，肺覆于上，隔膜障于下，为清虚周密之宫，心主之所居也，故曰宫城。"

（3）胃者，太仓也：《太素》作"大仓"。胃为水谷之海，气血生化之源，以供养脏腑，故曰太仓。

（4）咽喉、小肠者，传送也：传送，《太素》作传道也。杨上善曰："咽传水谷而入，小肠传之而出，喉传气之出入，故为传道也。"

（5）胃之五窍者，闾里门户也：见讲义。

（6）廉泉、玉英者，津液之道也：廉泉、玉英俱属任脉穴，与津液流通有密切关系。张志聪曰："五脏主藏水谷之精者也，其流溢于下焦之津液，从任脉而出于廉泉、玉英。"杨上善曰："廉泉乃是涎唾之道，玉英复为溲便之路，故曰津液道也。"津液之道，与胀病的关系，津液之道不通，则空窍闭塞，而气逆于中，故治胀者，当先通其津液。

（7）营气循脉，卫气逆为脉胀：营清卫浊，营在脉中，卫在脉外，营行缓而卫行速，二者关系极为密切。若卫气循行逆而不顺，而后病及于营，逆于脉中，则为脉胀。

（8）卫气并脉循分为肤胀：张景岳："卫气逆而并于脉，复循分肉之间，故为肤胀。"杨上善："卫气在于脉外，傍脉循于分肉之间，聚气排于分肉为肿，称为肤胀。"

二氏之说相较，以后者为优，因为这里说的是肤胀机制，若卫气并于脉，则必及于营，而为脉胀矣。

由此可见，肤胀，不在于营气，而在于卫气。

（9）三里而泻……工在疾泻：工，指医生。三里，指足三里，为胃经穴位，胃为脏腑之海，而主肌肉，五脏六腑，虽各有畔界，但与胃皆有密切关系，故泻足三里，以通其经而去其邪，吴崑先曰："卫气逆于空郭中，则为鼓胀，著于募原，而传送道阻塞者，则为肠胃之胀，门户界畔不清者，则为五脏之胀，此皆胃腑之门户道路，故泻足三里。"这里的疾泻，虽然是指针刺泻法，但同样适用于药物泻法，为胀病的治标方法。若病久正虚过甚，又不宜单纯使用，以免伤正，病情恶化。所以在本篇又曰："当泻则泻，当补则补。"

【原文】黄帝曰：愿闻胀形。岐伯曰：夫心胀者，烦心短气，卧不安；肺胀者，虚满而喘咳；肝胀者，胁下满而痛引小腹；脾胀者，善哕，四肢烦悗，体重不能胜衣，卧不安；肾胀者，腹满引背央央然，腰髀痛。六腑胀，胃胀者，腹满，胃脘痛，鼻闻焦臭，妨于食，大便难；大肠胀者，肠鸣而痛濯濯，冬日重感于寒，则飧泄不化；小肠胀者，少腹䐜胀，引腰而痛；膀胱胀者，少腹满而气癃；三焦胀者，气满于皮肤中，轻轻然而不坚；胆胀者，胁下痛胀，口中苦，善太息。

提示：胀病的五脏六腑分证及其临床特征。

胀产生以后，内迫脏腑，使内脏功能失常。

（1）心胀者，烦心短气，卧不安：心属火而主神明，今心气壅滞，而火热内郁，神明受扰，故心烦而卧不安。短气者，心气不畅，胀迫于肺，而呈呼吸短促之象。

（2）肺胀者，虚满而喘咳：肺主气，司呼吸，以宣为畅，以降为顺，今肺气壅滞而宣降功能失常，气郁于肺，逆而上奔，故胸中满而喘咳。

（3）肝胀者，胁下满而痛引小腹：肝脉布两胁，抵少腹，肝气壅滞而疏泄不畅，气逆于经，故胁下满而痛引小腹。

（4）脾胀者，善哕，四肢烦悗，体重不能胜衣，卧不安：脾主肌肉、四肢，以健运为常，今脾气壅滞而运化功能不健，脾胃失和则常发呃逆；脾被湿困，阳不外达，则四肢烦悗而闷胀，身体也特别沉重无力；卧不安者，是受上症之苦所致。

（5）肾胀者，腹满引背央央然，腰髀痛：肾之经脉，贯脊至腰经腹。今肾气壅滞而气化功能失常，水湿失于输化，气机亦因之受阻，经气不舒，故见上症。髀，股也。

（6）胃胀者，腹满，胃脘痛，鼻闻焦臭，妨于食，大便难：胃主受纳，腐熟水谷，宜和宜降，今胃气壅滞而功能失常，故见上症。鼻闻焦臭者，是湿热熏蒸于中土之气所致。

（7）大肠胀者，肠鸣而痛濯濯，冬日重感于寒，则飧泄不化："大肠者传道之官，变化出焉"，今大肠气壅滞而传道功能失职，又复感寒，阳气受损，故轻而肠鸣疼痛，重则飧泄不化。

（8）小肠胀者，少腹䐜胀，引腰而痛："小肠者，受盛之官，化物出焉"，今小肠气滞化物不及，气滞不通，故腹见胀形，且引腰而痛。

（9）膀胱胀者，少腹满而气癃："膀胱者，州都之官，津液藏焉，气化则能出矣"，今膀胱气化失常，故水道不通。张景岳："气癃，膀胱气闭，小水不通也。"

（10）三焦胀者，气满于皮肤中，轻轻然而不坚：三焦为水谷之道路，气化之总司，彻上彻下，通里达表。今三焦因胀而气机失调，逆于皮肤之中，故肿而轻浮，中空不坚。

（11）胆胀者，胁下痛胀，口中苦，善太息：胆与肝相表里，胆胀必及于肝，肝胆之气郁而不伸，故胁下痛胀，善太息。口中苦，是胆气热而上冲也。

【原文】 黄帝曰：胀者焉生？何因而有？岐伯曰：卫气之在身也，常然并脉，循分肉，行有逆顺，阴阳相随，乃得天和，五脏更始，四时循序，五谷乃化。然后厥气在下，营卫留止，寒气逆上，真邪相攻，两气相搏，乃合为胀也。黄帝曰：善。何以解惑？岐伯曰：合之于真，三合而得。帝曰：善。

提示：论述胀病的病因、病机。

卫气之在身也……五谷乃化。是说明卫气循行的正常情况。

（1）病因：一是外寒侵袭，一是本身功能紊乱。

（2）病机：寒为清冷之邪，清湿伤人，下先受之，由上而下，故曰"寒气逆上"。若其人自身生理功能紊乱，卫气不能正常运行而失顺，故曰"厥气在下"。寒邪与逆乱的真气相搏结，或存于脏，或存于腑，或存于血脉而形成诸胀。

咳 论

本篇重点讨论了各种咳嗽的成因、症状、治疗及其病理改变。特别指出了咳与肺胃的关系和"五脏六腑皆能令人咳"的道理。因本篇专论咳嗽，故以咳论名篇。

目的和要求

1. 掌握咳嗽与肺脏的关系以及"五脏六腑皆令人咳，非独肺也"的机制。
2. 了解咳嗽发病与四时气候的关系。
3. 理解"聚于胃，关于肺"这一理论的临床指导意义。
4. 了解咳嗽的治疗原则。

【原文】黄帝问曰：肺之令人咳何也？岐伯对曰：五脏六腑皆令人咳，非独肺也。帝曰：愿闻其状。岐伯曰：皮毛者，肺之合也，皮毛先受邪气，邪气以从其合也。其寒饮食入胃，从肺脉上至于肺，则肺寒，肺寒则内外合邪，因而客之，则为肺咳。五脏各以其时受病，非其时，各传以与之。

人与天地相参，故五脏各以治时感于寒则受病，微则为咳，甚则为泄、为痛。乘秋则肺先受邪，乘春则肝先受之，乘夏则心先受之，乘至阴则脾先受之，乘冬则肾先受之。

提示：说明咳的发病机转及与季节气候的关系。

本节经文，从以下三个方面来讨论。

1. 咳与肺的关系

咳嗽是肺脏病变的反映，不管内伤外感，皆可影响于肺而发生咳嗽，汪昂说："肺主气，又属金，主声，故咳必由于肺也。"本篇论咳，虽认为五脏六腑皆能令人咳，但特别指出咳与肺的关系最大陈修园曰："咳嗽不止于肺，然亦不离于肺。"故本节首论肺咳。

陈修园曰："咳嗽不止于肺，然亦不离于肺。"

2. 咳的原因及病理机转

引起咳嗽的原因很多，但归纳起来，不外于内因和外因两个方面。从本论言咳的病因，亦分内外两个方面：

（1）外因：皮毛先受邪气。邪气，指风寒而言。风寒之邪客于皮毛，皮毛者，肺之合也。皮毛先受寒气，然后从其合而伤肺脏，此为外寒。

（2）内因：寒饮食入胃。肺脉起于中焦，循胃口上膈属肺。胃中饮食之寒，从肺脉上于肺则肺寒，此为内寒。若内外之寒合并而客于肺，则肺伤而致咳嗽。《灵枢·邪气脏腑病形》说："形寒饮冷而伤肺"，与此同一个意义。如下图所示：

外感风寒（外寒）→皮毛

寒冷饮食（内寒）→胃→肺脏

3. 咳与四时气候及内脏传变的关系

人与自然界是息息相关的，而季节气候的变化时时在影响着人体，所以本文说："人与天地相参，五脏各以其时受病。"五脏各以其时，即春肝、夏心、长夏脾、秋肺、冬肾。

兹将本段经文分析于下：

（1）非其时，各传以与之：这里非其时指不是肺主的时令而发病，如肺主秋，而咳嗽不一定都在秋季发生。各传以与之，指其他脏受邪亦可传之于肺，如春季咳嗽是肝先受病而传之于肺，夏季咳嗽是心先受邪而传之于肺等，余可类推。

（2）五脏各以治时：治时，张景岳："治时，治令之时也。"此指五脏各以其所主之时令感寒而受病。

（3）微则为咳，甚则为泄、为痛：此指感受寒邪的轻重和深浅而言，感受轻者，则连皮毛，皮毛内通于肺故为咳。若感受较重，其寒深入肠胃。胃与脾相表里，胃寒伤及于脾，脾阳虚而失运化，寒凝于腹，故为泄、为痛。

（4）乘秋则肺先受邪，乘春则肝先受之，乘夏则心先受之，乘至阴则脾先受之，乘冬则肾先受之：此即"治时"受病之义，某脏应其时，即先受其邪。说明五脏的受病与本脏相应的季节最有关系。"至阴"阴历六月。

各脏因时而咳，皆能传之于肺，故高士宗说："肝心脾肾，虽先受之，皆传于肺而为咳。"

【原文】帝曰：何以异之？岐伯曰：肺咳之状，咳则喘息有音，甚则唾血。心咳之状，咳则心痛，喉中介介如梗状，甚则咽肿喉痹。肝咳之状，咳则两胁下痛，甚则不可以转，转则两胠下满。脾咳之状，咳则右胁下痛，阴阴引肩背，甚则不可以动，动则咳剧。肾咳之状，咳则腰脊相引而痛，甚则咳涎。

帝曰：六腑之咳奈何？安所受病？岐伯曰：五藏之久咳，乃移于六腑。脾咳不已，则胃受之，胃咳之状，咳而呕，呕甚则长虫出。肝咳不已，则胆受之，胆咳之状，咳呕胆汁。肺咳不已，则大肠受之，大肠咳状，咳而遗矢。心咳不已，则小肠受之，小肠咳状，咳而失气，气与咳俱失。肾咳不已，则膀胱受之。膀胱咳状，咳而遗溺。久咳不已，则三焦受之，三焦咳状，咳而腹满，不欲饮食。此皆聚于胃，关于肺，使人多涕唾，而面浮肿气逆也。

提示：主要论述五脏六腑咳嗽的病变机制和症状表现。

根据本节内容，分作两部分来论述。

1. 咳的分类

咳嗽是一种症状，它可由许多原因引起。对于有兼杂的咳嗽，不辨明其原因，只单纯治咳，效果是不会好的。本文把这些复杂症状，用脏腑归类法对其归类，这对于指导辨证治疗，是有很大作用的。

（1）五脏归类：

1）肺咳之状……甚则唾血：肺主气，司呼吸。若内伤生冷，外受寒邪，合而伤肺，则气逆而咳。痰结于胸，阻碍气机，故喘息有音；咳甚则肺系震动，肺络损伤，则血随唾出。

2）心咳之状……甚则咽肿喉痹：介介，是坚硬而有妨碍之意。形容喉中如有物阻塞的现象。心脉起于心中，上挟于咽，心受寒邪，上传于肺故咳；心主血脉，因寒凝，流行不畅，故咳则心痛。喉为肺窍，为呼吸之门户，气为寒闭，结于咽喉，则喉中介介如有物梗塞之状。久则寒郁化火，发为肿痛，闭塞不通。

3）肝咳之状……转则两胠下满：胠，读区，或读去。为腋下胁上空软之处。肝脉布胁肋，其支者上注于肺。肝受邪气，上乘于肺则咳。肝的经脉之气为邪所遏，郁结胁下而不通，故咳则胁下痛，病甚则身不可以转动，动则气更逆，则两胠胀满。

4）脾咳之状……动则咳剧：阴阴，即隐隐，微痛之状。脾脏居左而气化行于右。脾脏受邪，母病及子，则肺气逆而为咳。脾气郁结故右胁下痛。脾气上通于肺，肺俞在背，故咳引肩背作痛。咳甚则不能转动，动则肺气更逆故咳剧。

5）肾咳之状……甚则咳涎：肾脉贯脊系于腰背，其直者入肺中。肾受寒邪上乘于肺则咳，寒凝于腰部，故咳则腰背相引而痛。肾主五液，窍通舌下廉泉，甚则水气上逆，故涎随咳出。

（2）六腑归类：

1）胃咳之状……呕则长虫出：长虫就是蛔虫。脾与胃相表里，脾咳日久，必移于胃，胃气因咳而上逆，故呕，呕甚则虫随气而上出。

2）胆咳之状，咳呕胆汁：肝与胆相表里，肝咳日久，必移于胆，胆受邪则气逆，（胆失和降），逆气冲胃，故呕吐胆汁。

3）大肠咳状，咳而遗失：失作矢，与屎同。肺与大肠相表里，肺咳日久，则邪传大肠，大肠为传导之腑，大肠受邪则传导失职，故咳时则大便失禁。

4）小肠咳状，咳而失气，气与咳俱失：失气与矢气同，即肛门排气。心与小肠相表里，小肠与大肠相通连。心咳日久，传之于小肠。小肠因咳而下奔失气，故曰气与咳俱失。

5）膀胱咳状，咳而遗溺：膀胱为津液之府，与肾相为表里，肾咳日久，传于膀胱，膀胱受邪失于约束，故咳而遗溺。

6）三焦咳状，咳而腹满，不欲饮食：三焦为水谷出入流化之道路，为气机升降之总司，久咳不已，则上中下三焦俱病，出纳升降，皆失其和，故腹满不能饮食。

2. 咳嗽分类对治疗的指导意义

（1）按照五脏、六腑分类，对临床治疗有实际指导意义：如按东垣治肺咳，用麻黄汤；心咳用桔梗汤；肝咳用小柴胡汤；脾咳用升麻汤；肾咳用麻黄附子细辛汤；胃咳用乌梅丸；胆咳用黄芩加半夏生姜汤；大肠咳用赤石脂禹余粮汤、桃花汤，不止，用猪苓汤分水；小肠咳用芍药甘草汤；膀胱咳用茯苓甘草汤；三焦咳用钱氏异功散。

肝咳：在治疗咳的同时要配合疏肝理气之品。

膀胱咳：在治疗咳的同时要配合固肾补元之品。

（2）为后世医家治疗分类打下了基础：后世医家在这一基础上，把咳嗽分为外感内伤两大类。

外感：外邪自表而入，由皮毛到肺，治疗上以散邪为主。

内伤：多由他脏虚损而及于肺，如肾阴亏损，子盗母气，而致伤肺咳嗽，治疗应以调补他脏虚损为主。

（3）治疗应注意肺胃：本论用"此皆聚于胃，关于肺"两句话以总结上述之证。即五脏六腑的咳嗽皆与肺胃有关。因胃为五脏六腑之本，肺为皮毛之合，外寒伤人首犯皮毛而及于肺。寒饮冷食，必先伤胃，而后及于肺。这就具体说明了肺胃为成咳之源。也是后世医家提出的"脾为生痰之源，肺为贮痰之器"的理论基础。

肺失肃降，津液停聚，所以多咳出痰涎。

阳明之脉循行面颊，肺胃之气上逆，故咳甚多出现颜面浮肿的证候。

按：本篇对咳嗽的病因、病理及五脏六腑皆能令人咳的道理，作了较为准确的讨论，同时对咳嗽发病与四时气候的关系，咳嗽的脏腑分证及其症状也都作了较为明确的分析与分辨。这对于临床治咳，是有很大指导意义的。

人是一个有机的整体，人体内脏之间，在生理情况下，是互相依存、互相联系的，在病变情况下，是互相影响、互相传变的，所以肺病咳嗽可以影响他脏，而他脏病变亦可影响于肺。脏腑相移的基本精神，是指病势的发展由轻而重、由单纯到复杂的过程。

但应指出，本文由脏传腑和外感病由脏出腑是根本不同的。前者是病势由轻而重，后者是病势好转，由阴转阳，二者不能等同看待。

举痛论

　　举，是列举。痛，是症状。本篇首先讨论了由寒邪客于脏腑经脉，使经脉凝涩不通，而引起的多种疼痛。故以举痛名篇。本篇对望、闻、问、切在临证的运用以及"九气"为病的症状和病理也作了讨论。所以说不能因其以举痛名篇，而忽视了它的全面精神。

```
                    目的和要求

    1. 掌握因寒致痛的病机。
    2. 理解因寒所致多种疼痛的病理及临床表现。
    3. 理解"百病皆生于气也"的含义及九气导致内脏功能失
调的病理变化和临床表现。
```

　　【原文】黄帝问曰：余闻善言天者，必有验于人；善言古者，必有合于今；善言人者，必有厌于己，如此则道不惑而要数极，所谓明也。今余问于夫子，令言而可知，视而可见，扪而可及，令验于己而发蒙解惑，可得而闻乎？岐伯再拜稽首对曰：经脉流行不止，环周不休。寒气入经而稽迟，泣而不行，客于脉外则血少，客于脉中则气不通，故卒然而痛。

　　提示：本条主要说明诊察疾病要有全面的观点，以及卒痛的病因和病理。兹分两个问题来讨论：

　　1. 诊察疾病要有全面观点

　　本文首先以天与人，古与今，人与己的关系，进一步洞察人的生理和病理，次以问诊、望诊和触诊全面了解病情，只有这样才能明而不惑。

　　（1）善言天者，必有验于人：言，是讨论、研究之意，天，指宇宙自然。验，是验证、参验。人在"气交"之中，与宇宙自然是息息相关的，人常随自然的变化而有调节性的适应。如"天暑衣厚则腠理开，故汗出……天寒则腠理闭，气湿不行，水下流于膀胱，则为溺……"（《灵枢·五癃津液别》）。

　　（2）善言古者，必有合于今：古今虽远，其理则一，从医学来讲，能把古人所讲的养生医学之道与现代情况结合起来，才能符合客观现实。正如张景岳所说："古者今之鉴，欲察将来，源观既往。"

（3）善言人者，必有厌于己：厌，即餍，为饱足、满足之意。人己虽异，性理有同，欲评论别人，必须先对自己有足够的认识。在医学上，欲洞察人身的生理病理，而自己必须有深刻的研究。

以上三者，如能做到，就可能对至精至微之医道而不疑惑，对其中的奥秘至理也能彻底了解，这样才算得上是明达事理的。

（4）言而可知：言，是指问诊和闻诊。就是听病人的主诉和声音以知病性。

（5）视而可见：视，指望诊。通过观察病人的神色和形态以知病性。

（6）扪而可及：扪，摸也，这里指切诊和触诊。通过切脉以知病性，通过触诊以知病位，故曰扪而可及。

2. 卒痛的病因和病理

$$卒痛\begin{cases}病因——寒\\病理——血气不通\end{cases}$$

（1）寒气入经而稽迟，泣而不行：稽迟：即稽留迟缓。人之气血，得温则行，得寒则凝，当寒邪入经之后，血脉因寒而流行不畅，滞涩不通。

（2）客于脉久则血少：客，是侵犯和留止之意。寒邪客于脉外，经脉因寒而收引蜷缩，血行不畅而迟缓，故曰血少。少，非血虚之谓，而是血流迟缓之意。

（3）客于脉中则气不通：脉中之血因寒而凝滞，血凝而气亦滞，故曰气不通。

总之，皆为血气不通，不通则痛，故曰猝然而痛。

【原文】帝曰：其痛或卒然而止者，或痛甚不休者，或痛甚不可按者，或按之而痛止者，或按之无益者，或喘动应手者，或心与背相引而痛者，或胁肋与少腹相引而痛者，或腹痛引阴股者，或痛宿昔而成积者，或卒然痛死不知人，有少间复生者，或痛而呕者，或腹痛而后泄者，或痛而闭不通者，凡此诸痛，各不同形，别之奈何？

岐伯曰：寒气客于脉外，则脉寒，脉寒则缩踡，缩踡则脉绌急，绌急则外引小络，故卒然而痛，得炅则痛立止；因重中于寒，则痛久矣。寒气客于经脉之中，与炅气相薄则脉满，满则痛而不可按也。寒气稽留，炅气从上，则脉充大而血气乱，故痛甚不可按也。寒气客于肠胃之间，膜原之下，血不得散，小络急引，故痛；按之则血气散，故按之痛止。寒气客于侠脊之脉，则深按之不能及，故按之无益也。寒气客于冲脉，冲脉起于关元，随腹直上，寒气客则脉不通，脉不通则气因之，故喘动应手矣。寒气客于背俞之脉，则脉泣，脉泣则血虚，血虚则痛，其俞注于心，故相引而痛，按之则热气至，热气至则痛止矣。寒气客于厥阴之脉，厥阴之脉者，络阴器，系于肝，寒气客于脉中，则血泣脉急，故胁肋与少腹相引痛矣。厥气客于阴股，寒气上及少腹，血泣在下相引故腹痛引阴股。寒气客于小肠膜原之间，络血之中，血泣不及注于大经，血气稽留不得行，故宿昔而成积矣。寒气客于五脏，厥气上泄，阴气竭，阳气未入，故卒然痛死不知人，气复反，则生矣。寒气客于肠胃，厥逆上出，故痛而呕也。寒气客于小肠，小肠不得成聚，故后泄腹痛矣。热气留于小肠，肠中痛，瘅热焦渴，则坚干不得出，故痛而闭不通矣。

提示：主要说明因寒因热引起疼痛的病理和症状。

本条分两个自然段，第一段列举了十四种痛证、症状表现各不相同。第二段，具体分析了各种疼痛的病机。

1. 痛得炅则止

炅同炯，热也。寒气客于脉外，寒主收引，而致经脉缩蜷（拘缩不伸）、绌（音屈）急（绌，屈曲也，急，拘急也），牵引小络亦发生拘急，故卒然疼痛；因寒气客于脉外，邪不甚深，得热气则卫气流通，经络舒缓，故痛止，若复感寒邪，寒气重盛，不易解散，故痛久不止。

2. 痛得按则止：有两种情况

（1）寒气客于肠胃之间，膜原之下，使血凝涩而不散，小络拘急牵引而疼痛。若加按压，则寒气可散，小络可缓，故其痛止。膜原：王冰："膜为鬲间之膜，原为鬲肓之原。"这里是指胸膜与膈肌之间的部位。

（2）寒气客于背俞。背俞，五藏俞穴也，俞穴在太阳经循行之线，五脏之气皆至于此而输转传运，故曰"俞注于心"。寒气客于背俞之脉，则脉涩血虚，故背与心相引而痛。若在背俞穴和痛处加以按摩，能使阳复寒散，气血流通，而疼痛停止，故曰"按之则热气至，热气至则痛止矣"。

3. 痛得按不止

寒气客于侠脊之深处，按之不能及，不及则寒不能解，故曰"按之无益"。侠脊：侠同挟，脊，即脊柱。

4. 痛而拒按

主要由"脉满"和"血气乱"所致。寒气客于经脉之中，与脉中的阳热之气相搏击，热欲膨胀，寒欲收缩，致使气血逆乱而脉满。脉满和血气逆乱，皆为邪实于经之候，故痛而不可按。脉满作痛和气血逆乱作痛，仅是程度上轻重不同，所以姚止庵说："一段两义，盖微甚之分也。"

5. 痛而喘动

冲脉起于胞中，胞当关元（任脉穴在脐下三寸）之处。当寒邪侵入冲脉，脉中之血凝注不通，而气亦随之滞逆，气因血凝，欲通不能，故关元处腹痛而冲动应手。

"喘动"：有两解：张景岳说："冲脉起于胞中，即关元也。其脉并足少阴肾经夹脐上行，会于咽喉，而肾脉上连于肺。若寒气客之，则脉不通，脉不通则气亦逆，故喘动应手也。"丹波元简说："盖此指腹中筑动而言"。我们认为以丹波元简之说为是，因本文明确指出，寒气客于冲脉，又在关元之处，所以说喘动应是腹中疼痛而冲动，为动之疾。本文虽有"随腹直上"之句，是指冲脉循行部位而言，不是指邪气上冲于肺。

6. 痛引胁腹

肝经之脉，布胁肋，抵少腹，过阴器。寒入厥阴肝经之脉，而致血行凝泣经脉拘急，故胁与少腹相引而痛。

7. 痛引阴股

股，即大腿。阴股就是大腿内侧，因外为阳，内为阴，故曰阴股。阴股为足三阴经脉和冲脉循行之处。寒邪侵于厥阴经脉，由阴股循经上少腹，血行凝泣故相引而痛。"厥气"：因寒气循厥阴脉上及少腹，故称为厥气，而张景岳认为"厥气，寒逆之气也"。

8. 痛久成积

"小肠等受盛之官，化物出焉"，若寒气入侵小肠的膜原之间，络血瘀阻，不得注入大经（脏腑之大络也），稽留渐久，久而聚积成形。"宿昔"，日久之意。

9. 痛死不知人

寒伤脏气，脏气被迫，逆而上行，从上而泄越，阴气因而衰竭。四时阳气又未能及时入内，致使阴阳相离，邪气独盛，故突然痛死，不知人事。此时若阴阳之气复返，二气相交，气血得和，即可死而复苏。

10. 痛而呕吐

腑以通为顺，以降为和，若寒气侵于胃肠，凝结于里则腹痛，气返上逆而呕吐。

11. 痛而便泄小肠主化物。

寒客于小肠，则化物功能失常，食物不能在小肠停留变化即迅速下传而为"后泄"。后泄即大便泄泻。因阴寒凝聚于肠，络脉不通，故为腹痛。

12. 痛而便闭热为阳邪，小肠为阳腑，热邪侵于小肠，两阳相遇，留结于肠，失于传导，气不畅通故作痛。热盛必伤津，故又出现"焦渴"和"坚干"

之症。由于大便坚硬不出，腑气结聚不通，故曰"痛而闭不通矣。"

"瘅热"：即热证。"焦渴"：口干而渴。"坚干"：坚硬干燥，指大便燥结而言。

按：本节主要讨论诸痛之因，对临床治疗有着重要指导意义，. 若因寒而致痛证，多以散寒、通血脉为治则。

【原文】帝曰：所谓言而可知者也，视而可见奈何？岐伯曰：五脏六腑，固尽有部，视其五色，黄赤为热，白为寒，青黑为痛，此所谓视而可见者也。帝曰：扪而可得奈何？岐伯曰：视其主病之脉，坚而血及陷下者，皆可扪而及也。帝曰：善。

提示：论述察色知病和扪脉知病的机制。

（1）五脏六腑、固尽有部：脏腑虽居于内，而面部有其各属之处，如五官应五脏，二目应五脏等，这就是望外而知内的主要依据。固尽有部，吴崑改作"面尽有部。"丹波元简不赞成吴的改动，他说："吴改固作面，泥矣"。

（2）黄赤为热：黄赤，谓黄赤相兼之色，为内热外现之象。热邪内盛（气穴），血行迅速，充于肌表，故面色黄赤。

（3）白为寒：血应寒而运行迟缓，不充于肌表，故面色白。

（4）青黑为痛：痛症原因很多，今痛而兼见青黑之色，则为血行凝滞不通所致。

按：以上是指人的整体疾患而言，不是单纯指脏腑说的，不能把黄赤理解为心脾之热，白理解为肺寒等。

（5）视其主病之脉，坚而血及陷下等：视，有观察之意，不能理解为看。脉，指脉象而言。主病之脉，是病之所在。若脉象坚实的则为阳为实，脉象陷下的，则为阴为虚。

对于"坚而血"，历代医家有不同见解。张景岳："脉坚者，邪之聚也，血留者，络必盛而起也。"张志聪："坚而血者，邪气实也。"吴崑："坚而血，谓如陂陇之起是也。"

《素问》："而血"二字，颇难解释，疑其或为错简，或有脱文。

【原文】余知百病生于气也。怒则气上，喜则气缓，悲则气消，恐则气下，寒则气收，炅则气泄，惊则气乱，劳则气耗，思则气结，九气不同，何病之生？岐伯曰：怒则气逆，甚则呕血及飧泄，故气上矣。喜则气和志达，荣卫通利，故气缓矣。悲则心气急，肺布叶举，而上焦不通，荣卫不散，热气在中，故气消矣。恐则精却，却则上焦闭，闭则气还，还则下焦胀，故气不行矣。寒则腠理闭，气不行，故气收矣。炅则腠理开，荣卫通，汗大泄，故气泄。惊则心无所倚，神无所归，虑无所定，故气乱矣。劳则喘息汗出，外内皆越，故气耗矣。思则心有所存，神有所归，正气留而不行，故气结矣。

提示：九气的病理机制。

1. 百病生于气的含义

百病，是很多病的意思。气，一般是指人体的生理功能而言。本节所讨论的"气"，含义较广，包括了脏腑功能活动，人体精神情绪的变化等。百病生于气也，是说疾病的发生都是由于气失调所引起的，不论内因外因，都可导致这种变化，从本条来说，有因七情内伤所引起的，有因寒热引起的，有因劳倦过度引起的。因为气之在人，和则为正，不和则为邪，故百病皆生于气。

2. 九气的证候与病理

（1）怒则气逆，甚则呕血及飧泄：肝主怒，怒为肝志，大怒则肝气逆而气上，血亦随之而上壅，故为呕血。肝与脾是木土关系，土木无忤，肝脾乃和，今肝因怒而气盛，盛则乘脾土，脾受损伤，虚而不运，水谷不化，故为飧泄。

$$怒则伤肝\begin{cases}肝气不逆—气逼血升——呕血\\肝本肆横——乘袭脾土——飧泄\end{cases}$$

（2）喜则气和志达，荣卫通利，故气缓矣：喜为心志，心主喜，正常的喜可以使气和志达，荣卫通利。若过于喜而气过缓，渐至涣散。气缓而散，血行滞涩，不能上奉心神，即可出现神志异常等证。《灵枢·本神篇》说："喜乐者，神惮散而不藏"，亦是此义。

$$大喜则气散——不收——纵横不能摄取——神散不藏\begin{cases}笑不休\\甚则狂\end{cases}$$

（3）悲则心气急，肺布叶举，而上焦不通，荣卫不散，热气在中，故气消矣："心系"，是指心脏与其他脏器相联系的脉络，如滑伯仁说："五脏系通于心，而心通五脏联系"。"肺布叶举"：姚止庵说："布者胀也，举者起也。"张志聪亦说："肺脏布大，而肺叶上举"。就是肺叶胀大，呼吸喘急。心系上连于肺，悲为肺志，为心神所主，悲则心气抑郁，郁则心系急，悲则伤肺，肺叶胀大，呼吸失常，如此则上焦气闭不通，荣卫之气无以布散，郁而化热，郁热耗气，故曰气消。

$$悲\begin{cases}心系急\\精气通于肺\end{cases}心肺郁结——心焦阻塞——荣卫不利——郁热耗气——气消$$

（4）恐则精却，却则上焦闭，闭则气还，还则下焦胀，故气不行矣：却，退却，在此当衰退讲。肾藏精，恐伤肾，肾伤则精气衰退，生阳之气不能上升，故上焦郁闭。气既不得上升，则闭复还于下焦，下焦气郁，故生胀满。其气不能上升而仍在于下，故气不行。不行者不行于上也。

（5）寒则腠理闭，气不行，故气收矣：寒束于外→腠理闭密→阳气不能宣达→收敛于里而不散。寒为阴邪，性主收引，寒邪袭表，则腠理闭密，阳气不得行于外，故曰"气收"，伤寒表实证，即属于此。

（6）炅则腠理开，荣卫通，汗大泄，故气泄矣：炅。同炯，热也。热为阳邪，性主升散，故热可以使人腠理开张，津液外泄而汗大出，但气随汗出而外泄，故曰"气泄"。

（7）惊则心无所倚，神无所归，虑无所定，故气乱矣：心藏神，"为君主之官"，人遇大惊则伤神，神伤而心悸如悬，似无凭依，神志散乱，无所归宿，因而谋虑也无一定的主张，故曰气乱。张志聪："惊则心气散而无所倚，神志越而无所归，思虑惑而无所定。"

（8）劳则喘息汗出，外内皆越，故气耗矣：过劳则气伤于外，故气短促而喘息，劳则卫气耗散，因而汗出气耗，外内气皆散越（喘则内气越，汗则外气越），故曰劳则气耗。

（9）思则心有所存，神有所归，正气留而不行，故气结矣：脾主运化，在志为思，如事物常存于心，精神集中，思虑过度，则志凝神聚，气机因之不畅，致使脾运失调，气留于中而不行，故气结。正如孙沛所说："脾志思，主运用，思则脾气不宣，运用失职，故气结。"

按语：本节详尽讨论了七情、寒热、劳倦等因素导致"气病"的病理机制。前人对本条大体分为三个方面，一是七情致病为精神因素；二是寒热致病，为外在因素；三是劳倦，为内伤因素。这种分类，虽与祖国医学强调内因的作用有矛盾，但在临床实用方面，确有一定价值，直到今天仍是临床的圭臬。

风　论

风在正常情况下为六气之一。在反常情况下为六淫之首。

因风能统五气，为外感病之先导，所以称风为百病之长。又因风性善行而数变，故受风之后，而变症却多。本篇是论述风邪为病的专篇，从研究风邪侵入人体以后所表现的不同症状入手，详细讨论了不同病变及其诊疗方法，故称风论篇。

目的和要求

1. 掌握因风邪所致的热中、寒中、疠、不仁、疠风的病理机制。

2. 掌握多种风证（偏风、脑风、目风、漏风、内风、首风、肠风、泄风）的病理机制。

3. 了解五脏风的病证。

【原文】黄帝问曰：风之伤人也，或为寒热，或为热中，或为寒中，或为疠风，或为偏枯，或为风也，其病各异，其名不同，或内至五脏六腑，不知其解，愿闻其说。岐伯对曰：风气藏于皮肤之间，内不得通，外不得泄；风者，善行而数变，腠理开则洒然寒，闭则热而闷，其寒也，则衰食饮，其热也则消肌肉，故使人怢慄而不能食，名曰寒热。

提示：风邪入侵及各种不同症状及病理机制

（1）风气藏于皮肤之间，内不得通，外不得泄：皮肤腠理之间，乃三焦通会元真之处，若风寒袭入，玄府闭塞，邪气稽留，则内部元气不能通达于外，而外之邪气亦不得泄于表。此为受风之始，邪未入里之候。

（2）风者善行而数变，腠理开则洒然寒，闭则热而闷：洒然寒，即洒渐恶寒，是轻微寒冷之意。风性主动，故其为病，传变速而病变多端。若其人素体阳虚，复感风邪，风性疏泄，表益不固，故洒渐而寒。若其人素体阳盛或内有郁热，风邪侵袭之处，即易郁而化热，热闭于内，故热而闷，这是其理之一。再者，也可能与风是否有兼邪相关，若风偏胜，则使腠理疏泄，寒偏胜，则使腠理闭密，正如张景岳说："风本阳邪，阳主疏泄，故令腠理开，开则卫气不固，故洒然而寒。若寒胜则腠理闭，闭则阳气内壅，故烦热而闷。"以上二者，究竟是体质而然，还是病邪所致，当根据实际情况而定。

（3）其寒也，则衰食饮；其热也，则消肌肉。故使人怢慄而不能食，名曰寒热若邪从寒化，胃气受伤，消化无力，故饮食减少。若邪从热化，津液被耗，肌肉失养，故肌肉消瘦。怢（怵）慄是因其寒。不能饮食，是或因其寒，或因其热，以致胃的运化功能失常。"名曰寒热"，即指"其寒"、"其热"而言，亦可作症状解释，因邪之所凑，其气必虚。正气虚，营卫失调，故外为寒热怢慄、内而不能饮食，正如张志聪曰："盖言邪之所凑，其正必虚，正气为邪所伤，故使人怢慄而不能食也，名曰寒热。"

【原文】风气与阳明入胃，循脉而上至目内眦，其人肥则风气不得外泄，则为热中而目黄；人瘦则外泄而寒，则为寒中而泣出。风气与太阳俱入，行诸脉俞，散于分肉之间，与卫气相干，其道不利，故使肌肉愤䐜而有疡，卫气有所凝而不行，故其肉有不仁也。疠者，有荣气热胕，其气不清，故使其鼻柱坏而色败，皮肤疡溃，风寒客于脉而不去，名曰疠风，或名曰寒热。

提示：说明热中、寒中、疡、不仁、疠风的病理及症状。

（1）热中而目黄：足阳明胃脉，起于目下，下膈属胃。今风伤阳明之脉而内入于胃。若其人体质肥胖，则腠理致密，邪不得泄，郁而化热。况胖人多湿，湿热结合，成为湿热，湿热循经上蒸于目则目黄，热气内留则为热中。

（2）寒中而泣出：若其人肌肉薄瘦，则腠理疏松，风邪犯之，易使阳气外泄，阳外泄则阴盛于内，故为寒中。中寒液不化，寒气上行，故泣自出。

（3）肌肉愤䐜而有疡：太阳之气，通肤达表，其俞穴皆在于背，与周身之气相连通。今风袭太阳经脉，随俞穴而散布于分肉之间（分肉之间，乃卫气循行的通路），阻碍了卫气通行，卫气与风邪郁结于肌肉之间，化为热毒，故使肌肉肿起而为疮疡。

（4）肉有不仁：不仁，即肌肉顽痹不知痛痒，犹不仁爱其身之意。而马莳以果核之仁为释，他说："盖果核中有仁，惟肉无所知，则若有不能为仁有生意矣，遂以不仁名之也"。卫气有温分肉，肥腠理的作用，今卫气因受邪阻碍，凝滞不通，故肉有不仁之处。

（5）名曰疠风，或名曰寒热：

疠风 ⎰ 症状 ⎰ 鼻柱坏而色坏
　　　　　　　 ⎱ 皮肤疡溃
　　　 ⎱ 病因病理——风寒客于脉中，化热伤荣

所谓疠风，是感受暴厉风毒，滞于肌肤，入于脉中，与荣气相合，化为热毒，则经脉之气混浊不传，久而肌肉腐坏。若毒热之气，上熏肺窍，故使鼻柱腐烂而塌陷。疠名寒热者，以疠风之病，是由风寒客入脉中，久留不去，寒化为热而形成，故又称为寒热。丹波元简认为"此衍文，诸注属强解"。

【原文】风中五脏六腑之俞，亦为脏腑之风，各入其门户所中，则为偏风。风气循风府而上，则为脑风；风入系头，则为目风，眼寒；饮酒中风，则为漏风；入房汗出中风，则为内风；新沐中风，则为首风；久风入中，则为肠风飧泄；外在腠理，则为泄风。故风者百病之长也，至其变化，乃为他病也，无常方，然致有风气也。

提示：主要说明多种风证的病理机制。

（1）偏风：就是偏枯，半身不遂。脏腑之俞，是脏腑之门户，亦是血气之门户也，风中于俞，则使气血失调，荣卫失和，故发偏枯之证。若风邪循俞而内入于脏腑，则为脏腑之风证，即无外见之偏枯。

（2）脑风：脑风，即头痛，鼻流清涕之证。风府为督脉穴位，督脉上入络脑。今风邪客于风府，循经而上，入于脑户，故为脑风。

（3）目风：足太阳之脉起于目内眦，上额交巅，入络脑。风邪入侵，随太阳经上入头目，害于目系，成为目风，呈现或痛，或痒，或眼寒而畏风羞涩之症。

（4）漏风：酒为熟谷之液，其性慓悍而温散，善开玄府，若饮之过多，玄府大开，风邪乘虚而入，肆其疏泄之性，故汗漏不止，名曰漏风。

（5）内风：张志聪曰："夫内为阴，外为阳，精为阴，气为阳，阳为阴之卫，阴为阳之守，入房则阴精内竭，汗出则阳气外弛，是以中风则风气直入于内，而为内风关。"经未明言其症状，吴崑则谓："今人遗精咳血寝汗骨蒸，内风之所致也。"可作参考。

（6）首风：风性轻扬，有向上之特性，头为诸阳之会，易感受阳邪，新沐（沐，在此指洗头）之后，毛孔开张，风邪乘虚侵入首之皮肤，则首为风痛，遇风则发，病名首风。

（7）肠风：即肠风下血之证，因风久不去，传变而入于肠胃之中，风从热化，热伤阴络，故血常从大便而去，谓之肠风。若风从寒化，伤及肠胃之阳，肠胃虚寒，消化吸收不良，则为水谷不化的飧泄证。

（8）泄风：风居腠理，玄府开通，风迫汗出，汗出不止，故曰泄风。

由此可见，风邪为病，变化无常，证不一端。所谓"风为百病之长"，是风邪易于伤人为病之意。所谓"至其变化"，是说风邪为病，不止于风，而且常变为他病。因此，医者当慎，而养生者亦当慎之。

【原文】帝曰：五藏风之形状不同者何？愿闻其诊及其病能。岐伯曰：肺风之状，多汗恶风，色皏然白，时咳短气，昼日则差，暮则甚，诊在眉上，其色白。心风之状，多汗恶风，焦绝，善怒嚇，赤色，病甚则言不可快，诊在口，其色赤。肝风之状，多汗恶风，善悲，色微苍，嗌干善怒，时憎女子，诊在目下，其色青。脾风之状，多汗恶风，身体怠惰，四支不欲动，色薄微黄，不嗜食，诊在鼻上，其色黄。肾风之状，多汗恶风，面庞然浮肿，脊痛不能正立，其名痴，隐曲不利，诊在肌上，其色黑。

提示：主要说明五脏风的症状及特点。

（1）肺风：①多汗恶风：风为阳邪，性主开泄，风伤于表，表卫不固，故多汗。营卫因风而失和，又加多汗而肌疏，故恶风。②色皏然白：肺主气，其色白，风邪伤肺则肺气虚，气虚则鼓血无力，血不荣于面，故色白。皏，淡白色。③时咳短气，昼日则差，暮则甚：肺主气，在变动为咳。风邪迫肺，肺失宣降，故时咳短气。昼则阳气盛而能胜邪，故差。暮则阳气衰，抗邪无力，故甚。④诊在眉上，其色白：眉上，即两眉间之上，阙庭之部，是肺的外候，白乃肺之色，故白色见于眉上。

（2）心风：①焦绝，善怒嚇：风为阳邪，内迫于心，心为火脏，风淫则火盛，火盛则津液枯绝，故唇舌焦燥。火热炽盛，风火相煽，不仅心神被扰，而肝火亦起，斯时"君主不宁""将军"躁动，故善怒嚇。②病甚则言不可快：快，即利，言不可快，即言语不利。心主舌，心火盛则心阴伤，舌失其养，故舌本强而言语不利。③诊在口，其色赤：火盛阴伤，故唇舌色赤。

（3）肝风：①善悲，色微苍：苍，青色，微苍，是淡青色。《灵枢·本神篇》曰："神有余则笑不休，神不足则悲。"今肝病血虚，心失其养，神气消沉，故善悲。色微苍，乃肝色之外见也，亦是肝血虚之故。②嗌干善怒，时憎女子：足厥阴脉，循喉咙之后，上入颃颡，风伤肝阴，津不上游，故嗌干，肝阴虚而气实，"实则怒。"肝脉环阴器，肝气条达，心情舒畅，则悦色而欲女子，若肝气病而善怒，故恶色而憎女子。这种病变状态，男女皆有，非独男性。③诊在目下，其色青：肝气通于目，肝主木，其色青，故肝病则目下色青。

（4）脾风：①身体怠惰，四肢不欲动：脾主肌肉、四肢，今脾病不能运化水谷，肌肉、四肢皆失其养，故怠惰不欲动。②色薄微黄不嗜食：黄为脾之色，脾虚则健运失调，气血生化不足，故面色淡薄而黄。脾不运而胃纳失常，故不欲食。③诊在鼻上，其色黄：鼻为面主，主应脾胃，故脾病而色见于鼻。

（5）肾风：①面庞然浮肿：肾主化气行水，今风邪入肾，挟水气上升，故面目浮肿。②脊痛不能正立：肾主骨，其脉贯脊，肾病则髓不养骨，故腰脊疼痛不能正立。③其色炲，隐曲不利：炲，音台，烟煤色。隐曲，指前阴。肾主水，其色黑，风动肾水，肾气受伤，故色黑。肾气虚，气化失调，故小便不利。④诊在肌上，其色黑：肌，应做䐃，两颊肉叫做䐃，肌上，即颧，为肾之所主。肾气不化，水色外见，故两颧呈现黑色。景岳释"诊在肌上"，为水侮土，欠妥。

关于隐曲，历代医家有不同的见解：

（1）张景岳："隐曲，阴道也……肾开窍于二阴，故为隐曲不利。"

（2）吴崑："俛首谓之隐，鞠躬谓之曲，肾脉入肺中，循喉咙，故不利于隐，隐则喉痛也。肾脉贯脊，故不利于曲，曲则脊痛也。"

【原文】胃风之状，颈多汗，恶风，食饮不下，膈塞不通，腹善满，失衣则䐜胀，食寒则泄，诊形瘦而腹大。首风之状，头面多汗，恶风、当先风一日，则病甚，头痛不可以出内，至其风日，则病少愈。漏风之状，或多汗，常不可单衣，食则汗出，甚则身汗，喘息恶风，衣常濡，口干善渴，不能劳事。泄风之状，多汗，汗出泄衣上，口中干，上渍其风，不能劳事，身体尽痛，则寒。帝曰：善。

提示：承上节五脏之风，继续讨论胃风、首风、漏风和泄风的症状及病理。

（1）胃风：①颈多汗，恶风：胃脉循于颈，风入阳明胃经，故腠理开而多汗、恶风。②食饮不下，膈塞不通，腹善满：胃主受纳水谷，胃脉循腹里。今胃受风邪，失于和降，故见上症。③失衣则䐜胀，食寒则泄：若不慎脱衣受寒，寒凝胃府，故䐜胀。食寒则伤其胃气，不能腐熟水谷，故泄泻。正如吴崑说："失衣则风寒助邪，脉益凝涩，故令䐜胀，食寒则胃气虚衰，不能运化而腐熟之，故令泄。"④诊形瘦而腹大：胃病，则精微化源不足，肌肉失于充养，故形体消瘦。胃虚中气不运，郁结于内，故腹大。

（2）首风：①头面多汗恶风：风为阳邪，上先受之，风邪侵入头部，头为诸阳之会，以阳部受阳邪，更助风的疏泄之性，故多汗。汗出肌疏而卫虚，故恶风。②当先风一日则病甚：人身之气，外合于天，首风疼痛，时作时止。当自然界风气将发之前一日，风邪初动，必助头部之风邪，故头痛加剧而不敢外出。③至其风日，则病少愈：风甚之日，甚极必衰，风邪随风气而散，故风日则头痛减轻。

（3）漏风：①常不可单衣：汗多肌疏，不耐风寒，故常不能穿单薄的衣服。张志聪则与此解相反。他说："酒性悍热，与风气相搏，故虽单衣而亦不可以常服。"②食则汗出，甚则身汗，喘息恶风，衣常濡：食入于胃，则阴生而阳长，一则助酒之热，一则助胃之阳，阳热迫津外泄，故食则汗出，甚则汗出不止。热气重于肺，肺失肃降故喘息。汗出过多，卫气不固，故恶风。③口干善渴，不能劳事：汗常出，则津耗于外，肺胃热盛，则津耗于内，津液耗伤，阳热独亢，故口干善渴。因漏风患者，本为多汗，若从事劳动，则汗出更多，故不能劳事，正如吴崐所说："不能劳事者，一则风热伤其筋，二则汗多而衰弱也。"

（4）泄风：①汗出泄衣上，口中干：汗出过多，津液耗伤，故口干。②上渍其风：渍，浸泡之意。上，指上半身。意思是说，上半身汗出如浸，是因风性开泄所致，正如吴崐听说："上渍，半身之上，汗多如浸渍也。风之伤人也，头先受之，故上渍。"③不能劳事，身体尽痛则寒：本易汗出，劳则更汗，故不能劳事。汗多津伤，筋失其养故身痛，汗多亡阳，体失其温，故身寒。

痹　论

痹，闭也，不通的意思。痹，是风寒湿三气侵入人体而致气血凝滞不通所产生的病变。由于致病因素和病邪侵犯的部位不同，其证候类型也不一。本篇内容，是专门讨论痹证有关问题的，故以痹论名篇。此篇当与《灵枢·周痹》参看。内经中有关痹的论述甚多，但总括起来有四种不同的含义：

（1）指病在阴分的总称，如《灵枢·寿夭刚柔篇》说："病在阳者名曰风，病在阴者名曰痹。"

（2）专指气血不通的病机。

（3）指肌肤麻木不仁的症状。

（4）指痛风历节病。

本篇所论痹的含义是指风寒湿邪侵犯人体后所致的气血凝滞不通的一类证候。

目的和要求

1. 掌握"风、寒、湿三气杂至，合而为痹也"的病机及其临床意义。

2. 掌握行痹、痛痹、着痹的病因、病机、临床特点及治疗大法。

3. 了解痹证的五脏分证法及肠痹、胞痹的主要症状。

4. 了解营气、卫气对痹证的形成和治疗的关系。

【原文】黄帝问曰：痹之安生？岐伯对曰：风寒湿三气杂至，合而为痹也。其风气胜者为行痹；寒气胜者为痛痹；湿气胜者为著痹也。

帝曰：其有五者何也？岐伯曰：以冬遇此者为骨痹；以春遇此者为筋痹；以夏遇此者为脉痹；以至阴遇此者为肌痹；以秋遇此者为皮痹。

提示：痹证的成因和分类，以及痹与季节的关系。

1. 痹的成因、症状和分类

人体营卫气血是逐渐运行于内部的五脏六腑和外在的四肢百骸的。如果风寒湿三气侵袭人体就会导致经络闭塞、气血运行阻滞，从而发生痹证。

痹的成因，本节明确指出"风寒湿三气杂至，合而为痹"，即风寒湿错杂而至，混合而成。但由于"三气"的偏胜有异，其症状表现也就不同。

（1）风气胜者为行痹：风性善行而数变，故痛而游走无定，如走注历节之类。治疗：散风为主，佐以除寒祛湿，并参以补血之剂，所谓治风先治血，血行风自灭。

风无定体，故为行痹。

（2）寒气胜者为痛痹：寒为阴邪，易伤阳气，其性凝滞。阴寒之气，客于肌肉筋骨之间，致使气血凝滞，阳气不行，故疼痛较剧，甚则痛如锥刺（即痛风）。治疗：散寒，所谓热则流通是也。

（3）湿气胜者为著痹：著，吴崑："著着同。"湿为有形之阴邪，其性黏滞，入侵人体，最易伤害阳气，留着于肌肉筋脉之间，阻遏气血运行，而使肢体重著不移，或为疼痛，或为麻木不仁。治则：燥湿为主，佐以祛风散寒，并参以补脾之剂，所谓"土旺能胜湿，气足无顽麻"是也。

2. 痹与季节的关系

痹虽由风寒湿三气为病，但随着季节的不同，其伤人也，又有骨、筋、脉、肌、皮等五痹之分。

（1）骨痹：冬气通于骨，肾主骨。如果肾气衰，不能抵御冬天严寒之气，感之而成痹者，称为骨痹。

（2）筋痹：春气通于肝，肝主筋。如果肝气衰，不能适应春生之气，受邪而成痹者，称为筋痹。

（3）脉痹：夏气通于心，心主血脉。如果心气不足，不能适应暑热之气，受邪而成痹者，称为脉痹。

（4）肌痹：长夏湿气通于脾，脾主肌肉。如果脾气虚，最易感受湿邪，而成肌痹。

（5）皮痹：秋气通于肺，肺主皮毛。如果肺气虚不能适应肃杀之气，受邪而成痹者，称为皮痹。

关于五种痹的症状，参看以下条文。

按语：本条明确指出了痹证病因是由风寒湿三气杂至而为病。因病邪的偏胜不同，又有行痹、痛痹和著痹之分。因季节气候的不同，又有骨、筋、脉、肌、皮等五痹之称。痹证名称虽不同，但其致病因素仍在于"风寒湿三气杂至"。

【原文】帝曰：内舍五脏六腑，何气使然？岐伯曰：五脏皆有合，病久而不去者，内舍于其合也。故骨痹不已，复感于邪，内舍于肾；筋痹不已，复感于邪，内舍于肝；脉痹不已，复感于邪，内舍于心；肌痹不已，复感于邪，内舍于脾；皮痹不已，复感于邪，内舍于肺。所谓痹者，各以其时重感于风寒湿之气也。

提示：五痹不已，重感于风寒湿之邪，而内传于相应之脏。

1. 五痹不去，久则内入

五痹在体，五脏在内，人体内外的关系，是以经脉相连，以气相通。所以五痹久而不去，多由外而内，伤及有关脏腑。"舍"，藏也，邪入而居之意。

五脏皆有合，"合"，外内相应也，五脏与五体之相合，即肾合骨，肝合筋，心合脉，脾合肌，肺合皮。风寒湿邪侵入五体，留而不去，由经脉内侵与其相合的藏府，成为五藏之痹。

2. 邪盛正虚，易于入内

五痹不去，正气必虚。虚则邪易袭之而入于内。这是内在条件。"重感于风寒湿之气"是五痹内入的外在条件。正如张景岳所说："病久不去，而复感于邪，气必更深，故内舍其合，而入于脏。"

按语：本节承上节，指出了五痹不已，复感于风寒湿三气之邪，"内舍五脏"，成为五藏之痹。

人是一个有机的整体，其功能活动，以脏腑为核心，脏腑与外在体表各个组织器官皆有相应的连系，所以外邪伤人，多由外而内，伤其有关的脏腑。本节的五脏痹，就是由外入内的，这就启示后人，要防患于未然，以免病情加重。

【原文】凡痹之客五脏者，肺痹者，烦满喘而呕；心痹者，脉不通，烦则心下鼓，暴上气而喘，嗌干善噫，厥气上则恐；肝痹者，夜卧则惊，多饮数小便，上为引如怀；肾痹者，善胀，尻以代踵，脊以代头；脾痹者，四肢解堕，发咳呕汁，上为大塞；肠痹者，数饮而出不及，中气喘争，时发飧泄；胞痹者，少腹膀胱按之内痛，若沃以汤，涩于小便，上为清涕。

提示：论述脏腑之痹的症状。

兹据其证以析其义。

（1）肺痹者，烦满喘呕：肺主气，司呼吸。肺因痹则气不布而上逆，故烦满喘息。肺脉起于中焦，还循胃口，肺气被风寒湿邪凝滞，不能肃降，致胃气亦不得下降，反而上逆，故为呕吐。

（2）心痹者，脉不通，烦则心下鼓，暴上气而喘，嗌干善噫，厥气上则恐：心主血脉，心因痹则脉不通。脉痹不通而心火郁，郁则烦。阳盛伤阴则心阴虚，心阴虚则心阳浮动，故为烦而心下鼓。鼓，即跳动之意。心脉通于肺，心气暴然上逆于肺，肺主宣降，故呼吸迫促而喘。心脉起于心中，其支者上挟咽，心火郁则灼津液，故咽喉干燥。心气上逆，气机郁闷，脾气不伸，故善噫。恐为肾志，心气上逆，不能下交于肾，水火不济，肾气衰弱，故善恐。

（3）肝痹者，夜卧则惊，多饮，数小便，上为引如怀：肝藏血，血舍魂，人卧血归于肝。由于肝痹郁而化火，伤耗肝血，血虚不能藏魂，魂不得安，故夜卧则惊。肝脉上循喉咙，下过阴器，肝火过盛，灼伤津液，故多饮，多饮则小便频数。肝脉抵少腹，肝气郁滞，疏泄失常，腹部上下牵引而腹满，故如怀。"如怀"即如怀孕之状。

（4）肾痹者，善胀，尻以代踵，脊以代头：肾因痹而阳衰不能助胃气腐化水谷，故腹胀。①马莳："肾者，胃之关也，关门不利，则胃气不转，故善胀"。②高士宗说："人之生气发原于肾，生气不升，故善胀。"肾主骨，肾因痹不能生髓养骨而骨痿，故足不能主，而以尾骨着地代行，故曰尻以代踵，是足骨痿也。颈骨下倾，脊骨上耸，反过于头，故曰脊以代头，是天柱倾也。

（5）脾痹者，四肢解堕，发咳呕汁，上为大塞：解同懈，堕同惰。脾主肌肉与四肢，脾痹则气虚不能运化水谷精微以充养肌肉和四肢，故懈惰无力。脾之经脉上膈挟咽。脾痹则中气不调，迫气上逆于肺而为咳嗽。脾不能为胃行其津液，因而胃失和降，故上逆而呕吐清水。脾土虚不能生肺金，肺脾俱虚，脾气不升，肺气不降，升降失调，气不通利，故胸部痞闷如有物塞之状。高士宗："脾气不能转输则肺不能通调，故上为大塞。"

（6）肠痹者，数饮而出不得，中气喘争，时发飧泄：肠包括大肠和小肠。肠因痹而不能导心火下行，火郁烁津，故多饮而小便短涩。邪客肠中，痹而不通，邪正交争，故攻冲雷鸣而为奔喘。小肠化物失常或大肠传导失职，清浊不分，水谷趋于大肠，故时发飧泄。

（7）胞痹者，少腹膀胱按之内痛，若沃以汤，涩于小便，上为清涕：胞，指膀胱。风寒湿邪，伤足太阳膀胱，经气不行，气化失常，水道不利，淤热内结，故按之内痛。若沃以汤，内有热也，涩于小便，热伤而津液少也。膀胱之脉，从巅入脑，太阳之气，痹闭于下，阳郁于下，不能循经上升，脑髓虚寒，故为清冷液涕。

按语：本条列述了脏腑各痹的主要症状，因风寒湿三气侵犯的部位不同，所以又出现了各痹的症状特点。此乃承上条"内舍五脏六腑"而进一步论述其发病机理与症状。风寒湿由体表内入脏腑之后，在一定条件下，有寒化、热化和属虚属实之不同，临证时"必伏其所主，而先其所因。"

六腑痹为什么只言肠痹、胞痹，而不言胃、胆、三焦呢？有两种解释：①

张志聪：六腑之痹，止言其三，盖荣气者，胃腑之精气也，卫气者，阳明之悍气也，荣卫相将，出入于内外，三焦之气，游行于上下。甲胆之气，先脏腑而升。夫痹者，闭也，正气运行，邪不能留，三腑之不病痹者，意在斯欤？②高世宗：言六腑之痹不及胃胆三焦者，肠胃皆受糟粕，言肠不必更言胃矣。胞为经血之海，胆为中精之府，言胞不必更言胆矣。三焦者，中渎之府，水道出焉，属膀胱，言膀胱不必更言三焦矣。

注：胞为经血之海。高世宗云："胞痹，即膀胱痹也。膀胱居于胞中，胞中位于少腹。"

【原文】 帝曰：荣卫之气，亦令人痹乎？岐伯曰：荣者，水谷之精气也，和调于五脏，洒陈于六腑，乃能入于脉也；故循脉上下贯五脏，络六府也。卫者水谷之悍气也，其气慓疾滑利，不能入于脉也；故循皮肤之中，分肉之间，熏于肓膜，散于胸腹，逆其气则病，从其气则愈。不与风寒湿气合，故不为痹。

提示：荣卫之气的生成和功能，以及荣卫之气不为痹的道理。

1. 荣卫之气的生成和功能

荣卫之气，皆来源于饮食水谷，通过脾胃的消化，吸收了其中的精华部分，化生而成。

荣为水谷之精气，荣与营通，是具有丰富营养的物质之气，为血的重要组成部分，运行于脉中，内而五脏六腑，外而四肢百骸，以"洒陈"之、"和调"之。洒尘犹言普遍散布之意，和调，有柔和调顺之意。

卫为水谷之悍气，悍，勇猛之谓，卫行于脉外，既快且猛，故称为慓疾滑利，慓，总也。形容卫气运行急速流利。正如张景岳所说："卫气者，阳气也，阳气之至，浮盛而疾，故曰悍气。"卫气所到之处，较为广泛，循行于皮肤分肉之间，达于四肢，至于肓膜，散于胸腹之中。

（1）分肉之间：一条肌肉叫做分肉，肌肉与肌肉之间，叫做分肉之间。

（2）熏于肓膜：熏，是温的意思。肓膜：肓，是体腔内脏腑间空虚无肉之处。正如张景岳说："凡腔腹肉理之间，上下空隙之处，皆谓之肓。"膜，鬲膜也。推而广之，凡肉理之间，脏腑内外其成片联络薄筋，皆谓之膜。

2. 荣卫之气不为痹

荣行脉中，卫行脉外，循环运行，周而复始，时刻不停。逆其气则病生，顺其气则病愈。因为荣卫流行不止，不像皮、肉、筋、骨、脉及脏腑之有形可著，故不与风寒湿三气为合，而发生痹证。倘若因某种原因，致使营卫运行异常、减弱或失去温养机体、抗御外邪的功能则风寒湿邪乘虚侵入，使营卫之气痹而内著，便可发为痹证。由此可见，营卫之气运行的正常与否，是形成痹证的关键。

【原文】痹，或痛，或不痛，或不仁，或寒，或热，或燥，或湿，其故何也？岐伯曰：痛者寒气多也，有寒，故痛也。其不痛，不仁者，病久入深，荣卫之行涩，经络时疎，故不通，皮肤不营，故为不仁。其寒者，阳气少，阴气多，与病相益，故寒也。其热者，阳气多，阴气少，病气胜，阳遭阴，故为痹热。其多汗而濡者，此其逢湿甚也，阳气少，阴气盛，两气相盛，故汗出而濡也。

提示：痹证的病理变化，在于阴阳寒热之气的盛衰。

（1）痛：血气得温则行，得寒则凝，凝而不通则痛。故痹证偏于寒胜者，则疼痛较剧。

（2）不痛：痹病日久，荣卫损伤，运行涩少，又加经络空虚，故不疼痛，正如张景岳说："疎，空虚也，荣卫之行涩而经络时疎，则血气衰少，血气衰少，则滞逆亦少，故为不痛。"

故不通的"通"字，当作痛，甲乙经亦作痛。

（3）不仁：不仁，是皮肤麻木不仁，因为荣卫虚少，不能营养肌肤，故为不仁，亦即《逆调论》所说："荣气虚则不仁。"

（4）寒：即痹证有明显之寒象者。人体阳气虚少而阴气盛，阳虚阴盛则寒从中生，以原有之外寒，复加阳虚之内寒，故为寒证。

（5）热：若其人素体阳气多，阴气少，内有蕴热，感受寒邪以后，阴不胜阳，则寒从热化，故为痹热。

阳遭阴：遭，是逢遇之意，就是阳气盛又遇阴邪。

（6）多汗：人体阳气不足，阴气有余，复感寒湿，两阴相合。阴盛而阳衰，阳衰表不固，故多汗而濡。濡即汗出而皮肤湿润。

按语：本节明确指出了痹证的病理变化在于人体阴阳之气的盛衰。若人体阳衰阴盛，感受寒邪，则病寒痹，感受湿邪，则病湿痹。反之，阳盛而阴虚之人，感受寒邪，郁而化热，则病热痹。由于人身阴阳气血的盛衰不同，而症状表现又有或痛、或不痛、或不仁、或寒、或热、或湿之各异。充分说明外因是通过内因而发生变化的，同时也给痹证的辨证施治，指出了更多的方向。

【原文】帝曰：夫痹之为病，不痛何也？岐伯曰：痹在于骨则重；在于脉则血凝不流；在于筋则屈不伸；在于肉则不仁；在于皮则寒，故具此五者，则不痛也。凡痹之类，逢寒则虫；逢热则纵。帝曰：善。

提示：痹证不痛的病理，及其与气候的关系。

（1）痹之为病不痛：痹之为病，多有疼痛。因气血被风寒湿之气的痹阻，不通则痛。正如《素问·阴阳应象大论》说："气伤痛。"若风寒湿之邪仅伤及皮、肉、筋、骨、脉有形之体，气尚能流通，故不痛。但只见在骨则重，在脉则血凝，在筋则屈曲，在肉则不仁，在皮则寒之症状。正如张志聪所说："邪痹骨肉筋脉之有形，而不伤其气者，则不痛也。"我们认为不痛，非是痹证不痛，而是"缝热则纵"之谓。

（2）逢寒则虫；逢热则纵：虫，《甲乙》《太素》均作急。急，拘急。纵：弛纵。大凡痹之为病，复遇天气寒冷则筋挛而拘急，复遇天气温热则筋弛而纵缓，以寒则气血凝结，热则气血流通故也。

按语：本条与上条皆言不痛之痹，彼因荣卫行涩，经络时疏而不痛，此因气尚未伤，流通无阻而不痛，二者虽皆不痛，但病机各异，当予详辨。

本篇要点：

1. 病因

病因是风寒湿三气杂至，但有偏胜的不同。

2. 分类

（1）病因分类：

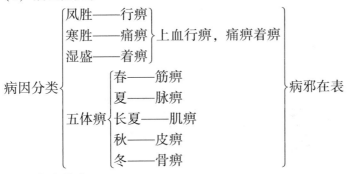

$$
\text{病因分类}
\begin{cases}
\begin{cases}
\text{风胜——行痹} \\
\text{寒胜——痛痹} \\
\text{湿盛——着痹}
\end{cases}
\text{上血行痹，痛痹着痹} \\
\begin{cases}
\text{春——筋痹} \\
\text{夏——脉痹} \\
\text{长夏——肌痹} \\
\text{秋——皮痹} \\
\text{冬——骨痹}
\end{cases}
\text{病邪在表}
\end{cases}
$$

（2）病位分类：

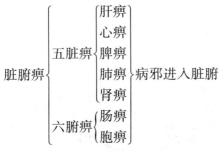

$$
\text{脏腑痹}
\begin{cases}
\text{五脏痹}
\begin{cases}
\text{肝痹} \\
\text{心痹} \\
\text{脾痹} \\
\text{肺痹} \\
\text{肾痹}
\end{cases}
\text{病邪进入脏腑} \\
\text{六腑痹}
\begin{cases}
\text{肠痹} \\
\text{胞痹}
\end{cases}
\end{cases}
$$

3. 说明荣卫之气，不与风寒湿三气相合，不会发生痹证

如果荣卫协调关系失常，再感受风寒湿邪，就会发生痹证。

痿 论

痿与萎同，弱而不用之意。本篇以五脏五体之所合，分别论述了痿躄、脉痿、筋痿、肉痿、骨痿的病因、病理、辨证和治疗。重点论述了五脏之痿始于肺和治痿独取阳明的道理。由于篇内详论诸痿之病，故以痿论名篇。

目的和要求

1. 掌握痿证的病因、病机及其临床意义。
2. 理解肺脏在痿证形成过程中的重要性。
3. 理解"治痿独取阳明"的意义及其临床运用。

【原文】黄帝问曰：五脏使人痿，何也？岐伯对曰：肺主身之皮毛，心主身之血脉，肝主身之筋膜，脾主身之肌肉，肾主身之骨髓。故肺热叶焦，则皮毛虚弱急薄，著则生痿躄也；心气热，则下脉厥而上，上则下脉虚，虚则生脉痿，枢折挈，胫纵而不任地也；肝气热，则胆泄口苦，筋膜干，筋膜干则筋急而挛，发为筋痿；脾气热，则胃干而渴，肌肉不仁，发为肉痿；肾气热，则腰脊不举，骨枯而髓减，发为骨痿。

提示：说明五痿的成因、症状及其与内脏的关系。

（1）肺热叶焦，则皮毛虚弱急薄，著则生痿躄也：肺因热而阴伤，阴伤则肺燥，肺燥则清肃和宣发之能失常，故在内则叶焦，在外则皮毛虚弱而干枯。由于肺失去传精布气的作用，又加之热气留著不去，关节筋脉得不到滋养濡润，故足废弛而成痿躄。

（2）心气热，则下脉厥而上，上则下脉虚，虚则生脉痿，枢折挈，胫纵而不任地也：人身筋骨关节，皆赖血脉为之充养，才能轻劲有力，活动自如。今心热火盛，火气上炎，则脉中之血逆而上行以从心虚，故下脉虚（上盛下虚）。虚则生脉痿，此是下部脉痿也。脉痿之状，其四肢关节如枢纽断折而不能提，故足胫纵缓无力，而不能站立。

（3）肝气热，则胆泄口苦，筋膜干，筋膜干则筋急而挛，发为筋痿：肝主筋，与胆相为表里，今肝气热，则胆亦热，胆气上泄，故为口苦，肝热必致血液耗损，不能淫气于筋，则筋膜干燥。筋膜干而失润，其原有之韧性必然丧失，因而拘急痉挛，成为筋痿。"筋膜"，即筋之外膜。

（4）脾气热，则胃干而渴，肌肉不仁，发为肉痿：脾与胃相为表里，主肌肉而开窍于口，脾热胃亦热，热则津液被灼，不能上润，故口渴。脾热内蕴，精气耗伤，肌肉失养，故肌肉不仁，发为肉痿。

（5）肾气热，则腰脊不举，骨枯而髓减，发为骨痿：腰为肾之府，肾主藏精，主骨而生髓，其脉贯脊。今肾因热而阴精耗损，腰脊失养而不能伸举，骨失其养而枯槁，骨枯髓减，故发骨痿。

按：本节主要论述了与内脏有关的五种痿证，皆由内脏热气熏灼阴液，使皮毛、筋、肉、骨失于灌养所引起，通过与其内脏相合的联系而表现于外的，也正是五痿命名的依据所在。肺为脏之长，居于诸脏之上，能充养于周身，布津液于全体，犹如天之下垂雨露一样，所以论述五脏之热，唯肺为"肺热叶焦"，并冠其首，其义可知。

【原文】帝曰：何以得之？岐伯曰：肺者，脏之长也，为心之盖也，有所失亡，所求不得，则发肺鸣，鸣则肺热叶焦，故曰：五脏因肺热叶焦，发为痿躄，此之谓也。悲哀太甚，则胞络绝，胞络绝则阳气内动，发则心下崩，数溲血也。故《本病》曰：大经空虚，发为肌痹，传为脉痿。思想无穷，所愿不得，意淫于外，入房太甚，宗筋弛纵，发为筋痿，及为白淫。故《下经》曰：筋痿者，生于肝，使内也。有渐于湿，以水为事，若有所留，居处伤湿，肌肉濡渍，痹而不仁，发为肉痿。故《下经》曰：肉痿者，得之湿地也。有所远行劳倦，逢大热而渴，渴则阳气内伐，内伐则热合于肾，肾者水脏也；今水不胜火，则骨枯而髓虚。故足不任身，发为骨痿。故下经曰：骨痿者，生于大热也。

提示：说明五痿的病因与病理机制。

（1）肺者，脏之长也，为心之盖：肺体至大而位最高，朝百脉，而行气于脏腑，故为脏之长。肺与心同居膈上，覆盖于心，故为心之盖。

（2）有所失亡，所求不得，则发肺鸣，鸣则肺热叶焦：当人们事不遂心，心情不安而抑郁，郁而生火，火灼肺金。金受火刑，即发喘鸣，阴虚肺燥，则为叶焦。

（3）五脏因肺热叶焦，发为痿躄：张志聪曰："肺热叶焦，则津液无从输布，而五脏皆热矣。"五脏因肺热而阴皆不足，故曰五脏因肺叶焦，发为痿躄。张景岳："五痿之证虽异，总皆谓之痿躄。"

（4）悲哀太甚，则胞络绝，胞络绝则阳气内动，发则心下崩，数溲血也：胞络，是指心包的络脉，杨上善："胞络者，心上胞络之脉。"胞，当作包。有以女子胞宫为解者，不妥。绝，是阻绝，而非断绝。心在志为喜，喜则气和志达，血气流通。若受精神刺激，悲哀过度，则心系急而胞络绝，气行不畅，气为阳，不通则郁而生热，郁热内动，即为阳气内动。亢阳内动，逼血下崩，故令人时常作血。所谓"心下崩"，是说心血下注如崩也。

（5）故《本病》曰：大经空虚，发为肌痹，传为脉痿：《本病》，古经篇名。因出血过多，而致大经空虚，不能渗灌肌肉，营养脉络，故肌肉顽痹，日久则变为脉痿。

（6）思想无穷，所愿不得，意淫于外，入房太甚，宗筋弛纵，发为筋痿，及为白淫：思想无穷，所愿不得，指淫欲言。欲望无穷，又不能如愿以偿，常常其意淫纵于外，神不静存，欲火内动，精不内守。又加房事过度，耗损阴精，阴精虚衰，宗筋失养，故驰纵不举而为筋痿。筋痿由于肝伤，肝伤则脾失其制而湿气过盛，湿与妄动之相火交迫下注，在男子为滑精、白浊，在女子为带下。

（7）筋痿者，生于肝，使内也：使内，指房事而言。肝主谋虑，肾主藏精，所愿不遂伤于肝，使内太甚伤于肾，肾精伤不能涵养肝木，宗筋失濡，故为筋痿。

（8）有渐于湿，以水为事，若有所留，居处伤湿，肌肉濡渍，痹而不仁，发为肉痿。故《下经》曰：肉痿者，得之湿地也：有渐于湿，是湿邪渐渐侵渍人体，其伤人也缓。如从事于水中工作的人，使湿邪留居于体内，或居处湿地，湿气常常侵渍人体，湿著于肉，卫气不荣，故肌肉顽痹而为肉痿。此是否有热？高士宗云："以明上文脾热成痿……之意。"

（9）阳气内伐：内伐，即内攻，亦称内陷。由于远行劳倦伤津生热，又适逢气候大热，阴液更伤，故发生口渴。由于内热大渴，胃枯肾竭，阳热之气由中焦陷于肾脏，是谓阳气内伐。

（10）发为骨痿：肾主水而藏精，邪热伤肾，则水涸精竭，精不生髓，髓虚骨枯，故足痿无力，不能负身，发为骨痿。因此，其病机则是损于肾精，始于大热。

按：本节承上节进一步说明五痿的病机，除大热耗津为重要原因之外，还有精神情志、意淫房劳、水湿劳倦等因素，以致精枯液竭，及湿侵害皮肉筋脉，而成痿证。这对诊治痿证有很大启示。

【原文】帝曰：如夫子言可矣。论言治痿者，独取阳明，何也？岐伯曰：

阳明者，五脏六腑之海，主闰宗筋，宗筋主束骨而利机关也。冲脉者，经脉之海也，主渗灌豁谷，与阳明合于宗筋，阴阳总宗筋之会，会于气街，而阳明为之长，皆属于带脉，而络于督脉。故阳明虚，则宗筋纵，带脉不引，故足痿不用也。帝曰：治之奈何？岐伯曰：各补其荥而通其俞，调其虚实，和其逆顺，筋脉骨肉，各以其时受月，则病已矣。帝曰：善。

提示：说明治痿独取阳明的机制。

（1）论言：是古代论治的某种书籍。张景岳则认为："论言者，即《根结篇》曰：痿疾者，取之阳明。"此说有据亦可从之。

（2）主闰宗筋，宗筋主束骨而利机关：闰，同润。宗筋，指身中之大筋。束，是管摄之意。机关，《素问·骨空论》："挟髋为机，胭上为关。"此统指关节而言。

胃腐熟水谷，化生精微，以营养表里，故为五脏六腑之海。宗筋得其润养，能更好地发挥其约束关节的作用，使关节运动灵活，是谓主束骨而利机关。

（3）冲脉者，经脉之海也，主渗灌豁谷：豁谷，吴崑："肉之大会为谷，小会为豁。"人身经脉汇聚于冲，犹如江河百川，汇聚大海，经常渗透灌溉于全身肌肉之间。

（4）与阳明合于宗筋：这里的宗筋，是指前阴而言。气街，是阳明经腹部的最下穴位，在任脉曲骨穴旁开二寸。冲脉与阳明在气街会合于宗筋之旁，故曰与阳明合于宗筋。

（5）阴阳总宗筋之会：张景岳："宗筋聚于前阴，前阴者，足三阴、阳明、少阳，及冲、任、督、跷九脉之所会也。九者之中，则阳明为五脏六腑之海，冲为经脉之海，此一阴一阳，总乎其间，故曰阴阳总宗筋之会也。"

（6）皆属于带脉，而络于督脉：属、络，均为连系之意。就是说足三阴、足三阳、冲、任、跷、维，均与带脉纵横相连，通过带脉又与督脉相连。

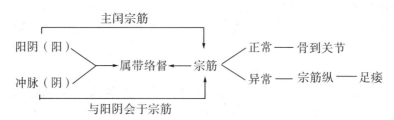

本篇要点

按：本节主要论述治痿独取阳明的机制。因为阳明胃为五脏六腑之海，能润筋骨利关节。又由于阳明与冲、任、督、带等奇经相会，奇经与筋脉骨节的运动密切相关，所以治痿要独取阳明。但必须明确这绝不是治痿的唯一方法，应辨证施治，正如张景岳说："盖治痿者，当取阳明，又必察其所受之经，而兼治之也。"

（1）病因：一般都由于五脏偏热，筋骨、肌肉、皮毛、血脉受其影响而致痿。但亦有情志、房事太盛甚及外感水湿，远行劳倦所致的。

（2）病位：强调"肺热"（五脏因肺热叶焦，发为痿躄）。

（3）治疗：强调"独取阳明"（阳明经者，五脏六腑之海也，主润宗筋，宗筋主束骨而利机关也）。临床上多依阳明多气多血的特点而选用黄芪、人参、当归等品以大补气血。

根据"肺热叶焦，发为痿躄"和"阳明虚，则宗筋纵"的理论，人们常选用东垣清燥汤（黄芪、苍术、白术、茯苓、黄连、橘皮、当归、生地黄、人参、甘草、黄柏、麦冬、神曲、猪苓、泽泻、升麻、柴胡、五味子）为基础方，治疗痿证。

厥 论

【原文】黄帝曰：厥之寒热者，何也？岐伯对曰：阳气衰于下，则为寒厥，阴气衰于下，则为热厥。帝曰：热厥之为热也，必起于足下者何也？岐伯曰：阳气起于足五指之表。阴脉者，集于足下而聚于足心，故阳气胜则足下热也。帝曰：寒厥之为寒也，必从五指而上于膝者，何也？岐伯曰：岐伯曰：阴气起于足五指之里，集于膝下而聚于膝上，故阴气胜，则从五趾至膝上寒。其寒也，不从外，皆从内。

提示：主要说明寒厥和热厥的病理机制。

（1）阳气衰于下，则为寒厥，阴气衰于下，则为热厥：

寒厥 { 病机——下焦阳气不足 / 症状——手足寒 }
热厥 { 病机——下焦阴气不足 / 症状——手足热 } 阴阳偏衰的结果

（2）关于"阳气""阴气"和"下"，有不同的认识

1）杨上善曰："下谓足也。足之阳气虚也，阴气乘之，足冷，名曰寒厥。足之阴气虚也，阳气乘之，足热，名曰热厥也。"

2）马莳曰："三阳经气衰于下，则阳气少阴气盛而厥之，所以为寒。三阴经脉衰于下，则阴气衰阳气盛而厥之，所以为热。下者，足也。"

本文所论"寒厥""热厥"，与后世所称论的寒厥和热厥是有区别的。从症状上来看，后者所说的寒厥、热厥，皆为手足寒，而本文所说的寒厥则手足寒，热厥则手足热。从病理上讲，后世所说的寒厥、热厥，是内寒和内热所致，而本文的寒厥、热厥是阳和阴不足所致。二者名称虽同，而实有异，应加分辨。

（3）阳气起于足五指之表，阴脉者集于足下而聚于足心，故阳气胜则足下热也：表，指五趾之端，三阳经脉起于足趾之端。起，应作经止讲，（或作走讲），因足三阳经脉起于头而终于足。所以此"起"不能当作起始理解。足心为足少阴经脉所出，少阴主诸阴之气，故阴气集中在足下，聚会于足心。今阳盛阴虚，阳乘阴位，所以足心发热，名曰热厥。

（4）阴气起于五指之里，集于膝上，故阴气胜则从五趾至膝上寒：阴脉

起于足趾之里，循小腿内侧而上膝。若阳气衰竭于下，而阴气偏盛，阴盛阳虚，阳不胜阴，故自足至膝皆寒，名曰寒厥。

【原文】帝曰：寒厥何失而然也？岐伯曰：前阴者，宗筋之所聚，太阴阳明之所合也。春夏则阳气多而阴气少，秋冬则阴气盛而阳气衰；此人者质壮，以秋冬夺于所用，下气上争不能复，精气溢下，邪气因从之而上也。气因于中，阳气衰，不能渗营其经络，阳气日损，阴气独在，故手足为之寒也。

提示：寒厥的病理机制。

（1）前阴者，宗筋之所聚，太阴阳明之所合也：宗筋，宗，是总的意思，人身大筋之总聚处为宗筋，张景岳："宗筋者，众筋之所聚也。"足三阴经脉，阳明、少阳、冲任和阳跷等脉结聚于阴器，故曰前阴者宗筋之所聚。脾与胃相表里，为水谷之海，为气血生化之源，主润宗筋，故特提出，以示其要。

（2）此人者质壮，以秋冬夺于所用：此人，指寒厥之人。质壮，即形体壮盛。人与自然是相应的，当秋冬阴盛阳衰之时，自恃体强，不宝其精，入房太甚，损伤肾阳，故曰夺于所用。

（3）下气上争不能复，精气溢下，邪气因而从之而上：下，指肾。上，指脾胃。争，有急取之意。纵欲伤精于下，需急取脾胃化生的水谷精气为之充补，但伤之太过，补之不及，故曰下气上争不能复。纵欲伤精亦伤阳，阳虚阴必胜，阴寒之气乃上逆于脾胃，故曰精气溢下，邪气因从之而上也。

此数句，历代医家有不同见解，故录之以备参考。

1）张景岳："精虚于下，则取足于上，故下气上争也，去者太过，生者不及，故不能复也。精溢则气去，气去则阳虚，阳虚则阴胜为邪，故寒气因而上逆矣。"

2）张志聪："过于作劳，则下气上争，不复藏于下矣，阳气上出，则阴藏之精气，亦溢于下矣。所谓烦劳者张，精绝也。邪气者，谓阴脏水寒之邪。夫阳气藏于阴脏，精阳外出，则阴寒之邪，因从之而上矣。"

3）马莳："在下之肾气，乃因强力而遂与而上焦之气相争，不能复如其旧，其精气为之溢下，故寒邪之气，因从相争之气而齐上也。"

（4）气因于中，阳气衰，不能渗营其经络：阴寒之气，逆入脾胃，而阳气日衰，阳气衰则水谷难化，气血不生，不能渗营其经络，渗者，渗于脉外，营者，营于脉中。

（5）故手足为之寒也：四肢皆禀气于胃，今阳虚其中，不能达于四末，惟阴气独在，故手足寒冷，名曰寒厥。

【原文】 热厥何为而然也？岐伯曰：酒入于胃，则络脉满而经脉虚，脾主为胃行其津液者也。阴气虚则阳气入，阳气入则胃不和，胃不和，则精气竭，精气竭，则不营其四肢也。此人必数醉，若饱以入房，气聚于脾中不得散，酒气与谷气相搏，热盛于中，故热遍于身，内热而溺赤也。夫酒气盛而慓悍，肾气有衰，阳气独胜，故手足为之热也。

提示：热厥的病理机制。

（1）酒入于胃，则络脉满而经脉虚：酒为熟谷之热液，其性剽悍而行疾，故先充于络脉。酒能伤阴，遂先充于络而已伤于阴，阴伤脉不充，故经脉虚。正如张景岳说："酒为熟谷之液，其气悍而疾，故先充络脉。络满而经脉虚者，酒能伤阴，阳盛则阴衰也。"这是经络的阳盛阴虚。

（2）脾主为胃行其津液者也：阴气虚则阳气入（入，当作"实"），阳气入则胃不和，胃不和则精气竭，精气竭则不营其四肢也：脾胃相为表里，胃阳而脾阴，酒入于胃，必归于脾，则胃阳必胜，脾阴必伤，脾胃俱病，则水谷精气必竭，故不能营其四肢。这是脾胃的阳盛阴虚。

（3）此人必数醉，若饱以入房，气聚于脾中不得散，酒气与谷气相搏，热盛于中，故热遍于身，内热而溺赤也：醉饱入房，既伤其脾，又伤其肾，阴皆虚矣，脾伤则不能为胃行其津液，故曰气聚于脾中得散。此则易于化热。再加酒热之气与之相搏，二热相合，其热必盛，故外而身热，内而溺赤。这是脾肾的阳盛阴虚。

（4）夫酒气盛而慓悍，肾气有衰，阳气独胜，故手足为之热也：肾气，指肾阴而言，吴崑："肾气，阴气也。"酒热之气乘肾阴虚而又袭之，阴益虚而阳益旺，故曰独胜。阴气内衰，阳气外盛，故手足发热。

【原文】 帝曰：厥或令人腹满，或令人暴不知人，或至半日远至一日乃知人者，何也？岐伯曰：阴气盛于上则下虚，下虚则腹胀满，阳气盛于上，则下气重上，而邪气逆，逆则阳气乱，阳气乱则不知人也。

提示：主要说明阴阳逆乱而致厥。

（1）阴气盛于上则下虚，下虚则腹胀满：人体上为阳下为阴，但阳中有阴，阴中有阳，各安其位，以行其职。若阴气盛于上，阳气虚于下，阳虚则脾肾之气不化，故腹胀满。

（2）阳气盛于上，则下气重（并上之意）上，而邪气逆，逆则阳气乱，阳气乱，则不知人也：阳气盛于上，上已实矣，若在下之气复逆并于上，则阳气盛而且乱，神明失守，故昏不知人。

按：本条所论之厥，不是手足逆冷和发热之厥，虽皆属阴阳逆乱，但症状不同。

【原文】帝曰：善。愿闻六经脉之厥状病能也。

岐伯曰：巨阳之厥，则肿首头重，足不能行，发为眴仆。阳明之厥，则癫疾欲走呼，腹满不得卧，面赤而热，妄见而妄言。少阳之厥，则暴聋颊肿而热，胁痛，箭不可以运。太阴之厥，则腹满䐜胀，后不利，不欲食，食则呕，不得卧。少阴之厥，则口干溺赤，腹满心痛。厥阴之厥，则少腹肿痛，腹胀泾溲不利，好卧屈膝，阴缩肿，箭内热。盛则泻之，虚则补之，不盛不虚，以经取之。

提示：主要论述六经厥病的症状表现及治疗原则。

（1）巨阳之厥，则肿首头重，足不能行，发为眴仆：足太阳之脉，起于目内眦，上额交巅入络脑，其下行之支者，合腘中，贯腨内。若厥逆于上则上实，故为头肿、头重、眴仆。若厥逆于下则下实，故为足不能行。

（2）阳明之厥，则癫疾欲走呼，腹满不得卧，面赤而热，妄见而妄言：阳明胃为多气多血之经，易于燥热为病，若气逆邪实，阳盛则狂，故为癫狂之疾，欲走而呼。阳盛则神明内乱，故妄见而妄言。胃脉循腹里，经气厥逆，故腹满。胃不和则卧不安，故不得卧，阳盛神乱，动而不静，亦是卧不安的重要原因。阳明之脉行于面，阳热之气盛于上，故面赤而热。

（3）少阳之厥，则暴聋颊肿而热，胁痛，箭不可以运：手足少阳之脉皆入耳中，足少阳经脉循颊下胁循箭（音杭）至足。厥则循经发病，故见上症。

（4）太阴之厥，则腹满䐜胀，后不利，不欲食，食则呕，不得卧：足太阴之脉属脾络胃。今经气逆，邪气实，脾失运化，故腹满而大便不利。脾不转运，则胃亦不和，故食则呕而不得卧。

（5）少阴之厥，则口干溺赤，腹满心痛：足少阴经脉循喉咙，挟舌本，络心，循腹里。今厥在少阴，阴伤而热生，阴伤则津不上滋，故口干。热灼州都，故溺赤。邪气逆于腹，则腹满，逆于心则心痛。

（6）厥阴之厥，则少腹肿痛，腹胀泾溲不利，好卧屈膝，阴缩肿，箭内热：足厥阴之脉，挟胃，抵少腹，环阴器，下行至胫内侧，经气逆于少腹，不通则痛，滞而为肿。肝气逆而疏泄不畅，故腹胀而小便不利。肝主筋，为罢极之本，故足软好卧而屈膝。阴缩肿，胫内热，亦是循经发病之故。阴缩肿，《针灸甲乙经》无肿字。

（7）盛则泻之，虚者补之，不盛不虚，以经取之：盛不泻则邪不能除，虚不补则正不能复，故盛则泻之，虚者补之。不盛不虚，是本经自病，未受外邪，应调其本经之气而治之。正如张志聪说："夫厥在经脉，故当随经以治之。为经气盛者，用针泻而疏之，经气虚者，以针补之。不盛不虚，即于本经以和调之，名曰经刺。"

如在肝取肝，而不取之胆，在胆取胆，而又不取之肝。

【原文】太阴厥逆，胻急挛，心痛引腹，治主病者。少阴厥逆，虚满呕变，下泄清，治主病者。厥阴厥逆，挛，腰痛，虚满，前闭，谵言，治主病者。三阴俱逆，不得前后，使人手足寒，三日死。太阳厥逆，僵仆、呕血、善衄，治主病者。少阳厥逆，机关不利，机关不利者，腰不可以行，项不可以顾，发肠痈不可治，惊者死。阳明厥逆，喘咳身热，善惊、衄、呕血。手太阴厥逆，虚满而咳，善呕沫，治主病者。手心主少阴厥逆，心痛引喉，身热，死不可治。手太阳厥逆，耳聋，泣出，项不可以顾，腰不可以俛仰，治主病者。手阳明少阳厥逆，发喉痹，嗌肿，痉，治主病者。

提示：说明足六经和手六经厥逆症的症状与治疗。

（1）太阴厥逆，胻急挛，心痛引腹，治主病者：足太阴之脉上腨内，循胫骨之后，入腹注心中，所以经气逆则胻急挛，心痛引腹。可刺其主病之穴以治之。

（2）少阴厥逆，虚满呕变，下泄清，治主病者：肾为胃之关，肾阳虚衰，火不生土，脾失健运，故为虚满呕变，下泄清。

（3）厥阴厥逆，挛，腰痛，虚满，前闭，谵言，治主病者：肝主筋，故病挛急，其脉抵少腹，故引及腰痛。肝脉挟胃，木盛克土，故虚满。肝脉环阴器，经脉厥逆，肝不疏泄，故小便不通。肝主语，厥逆在肝则魂乱，故谵语。

（4）三阴俱逆，不得前后，使人手足寒，三日死：三阴俱逆，则阴阳离绝，生气绝灭，故二便不通。手足寒冷，三日而死。三日死，谓三阴之气皆绝也。

（5）太阳厥逆，僵仆、呕血、善衄，治主病者：太阳主诸阳之气，太阳气逆，则诸气皆逆，气逆于上，则上盛而下虚，故为僵仆。高士宗说："即上文为眴仆之义。"气厥于上，迫血妄行，故为呕血、衄血。

（6）少阳厥逆，机关不利，机关不利者，腰不可以行，项不可以顾，发肠痈不可治，惊者死：屈伸要会之处，谓之机关，即筋骨关节。少阳主枢，其经脉循颈过季胁，下合髀厌中，与肝为表里，肝主筋，胆为筋之应。所以少阳厥逆，则枢机不利，筋不柔和，故在腰项机关之处，活动受限。若少阳相火，郁于肠内，热腐肠为痈。不可治者，不是病不可治，而是不可用针治，正如张志聪说："痈肿在内，非针刺之可能治也。"若失于治疗，毒气内陷于脏，发为惊骇则死。

关于发肠痈不可治，历代医家有见解不同，姑录之以备参考：

1）杨上善："发肠痈病犹可疗之，肠痈气逆伤胆死也。"

2）马莳："发肠痈，则经气绝，故不可治。"

3）高士宗："发肠痈，则内郁之气，从痈而泄，不可治，少阳之主病，当治阳明之肠痈。"

4）张琦："肠痈五字衍。"

（7）阳明厥逆，喘咳身热，善惊、衄、呕血：厥在阳明，逆气上冲于肺，故喘咳。阳明主肌肉，郁而化热，热蒸于外故身热，热扰神明故善惊。阳明悍热之气上逆，迫血妄行，故为衄血、呕血。此上为足六经之厥逆。

（8）手太阴厥逆，虚满而咳，善呕沫，治主病者：肺主"治节"，行降下之令，今厥逆在肺，肺失肃降，故虚满而咳。肺因满咳，水津不能分布，影响于胃，故呕沫。

（9）手心主少阴厥逆，心痛引喉，身热，死不可治：手心主即心包，手少阴即心。心脉从心系上挟咽，经厥气逆，故心痛引喉。心主一身之血脉，心与心包均属火，而经之气均厥逆，逆则邪热必炽盛，邪热充斥于脉，故身热。二经皆逆，内外皆热，致使心伤则神去，神去则死，故曰死不可治。

（10）手太阳厥逆，耳聋，泣出，项不可以顾，腰不可以俛仰，治主病者：手太阳小肠之脉，至目内外眦，入耳中。经气逆于耳，窍络不通，故而聋。经气逆于目，目液失守，故泣出。其脉出于项，系于小肠，小肠系腰之部分，因经气厥逆，故项与腰不利。

（11）手阳明少阳厥逆，发喉痹，嗌肿，痉，治主病者：大肠和三焦之脉，均从缺盆上项。二经厥逆，阳明之燥气与三焦之火气并炎于上，故喉痹嗌肿。热盛则津液耗伤，筋脉失养，故颈项强直。此上言手六经之厥逆。

按：本节是言六经之厥逆，上节是言六经之厥，厥与厥逆，本无差异，但两节所述之症状有所不同。张景岳认为："已具上文，此复言者，考之全元起本，自本节之下，另在第九卷中。盖彼此发明，原来两篇之文，乃王氏（指王冰）类移于此，非本篇之重复也。"由此可见，古人对某些病所举症状，不是固定的，也不尽相同，应参照学习。

复习思考题

1. 厥证的主要病因有哪些？其病理变化为何？

2. 本文所论之寒厥、热厥与后世所说的寒厥、热厥有哪些不同？

奇病论

【原文】黄帝曰：人有重身，九月而瘖，此为何也？岐伯对曰：胞之络脉绝也。帝曰：何以言之？岐伯曰：胞络者系于肾，少阴之脉，贯肾系舌本，故不能言。帝曰：治之奈何？岐伯曰：无治也，当十月复。《刺法》曰：无损不足，益有余，以成其疹，然后调之。所谓无损不足者，身羸瘦，无用石也。无益其有余者，腹中有形而泄之，泄之则精出而病独擅中，故曰：疹成也。

提示：说明了子瘖的成因及预后，并提出了"无损不足，益有余"的治疗原则。

1. 子瘖的成因

肾脉入肺中，循喉咙，挟舌本。喉者肺之部，肺主声音。胎孕九个月，儿体增大，胞宫系于肾经之络脉，被儿体压迫而经气循行受阻，即所谓"胞之络脉绝也"。绝是阻绝之绝，非断绝之绝。由于足少阴阻绝不能上行，肺失其充，故致失音。但须指出，并非每个孕妇都是为此，主要取决于儿体和母体的具体情况。

2. 子瘖的预后

子瘖证是一种生理上暂时的反常现象，而又不是病邪所引起的病理变化。待十月子生，胞络复通，不需治疗，自必能言，故曰："无治也，当十月复。"

3. 勿犯损不足，益有余之误

（1）虚者补之，实者泻之：这是虚实证的治疗大法。若反其道而治之，虚证反用泻法，实证反用补法，即犯了"虚""实"的错误，会给患者造成不良后果。

按：自"然后调之"至"故曰疹成也"，诸注不同，本讲义从张琦之说，弃而不解。为了解诸家之说，兹录数说，以备参考。

1）张景岳："当察其形证，然后因而调之。"意思是说在治疗疾病之前，先审查清楚疾病的性质，然后再给以治疗，不要盲目地去治。

2）马莳："必俟十月之后，然后调理之耳。"意思是说，子瘖病不需治疗，到十月分娩之后，自能复言，虽有虚实之疾，也待十月分娩之后，再行调治。

3）吴崑："然后调之，谓又从而救其失也。"意思是说，对误治后的疾病，进行调治，以补救其过失。

（2）所谓无损不足者，身羸瘦……而病独擅中：

1）王冰曰：“妊娠九月，筋骨疲劳，力少重身，又拒于谷，故身形羸瘦，不可以镐镵石伤也。胎约胞络，肾气不通，因而泄之，肾精随出，精液内竭，胎则不全，胎死腹中，著而不去，由此独擅，故疹成焉。”

2）张志聪曰：“腹中胞积，皆为有形，在女子胞则曰无益有余，在息积曰不可灸刺，在伏梁曰不可动之，是腹中有形者，皆不可刺泄，刺虽中病，而有形之物不去，则反泄其精气，正气出而邪病反独擅于其中，故曰疹成也。”

3）丹波元简曰：“马张（指马莳、张景岳）仍王（指王冰），为重身之义，非也。”

【原文】帝曰：病胁下满气逆，二三岁不已，是为何病？岐伯曰：病名曰息积，此不妨于食，不可灸刺，积为导引、服药，药不能独治也。

提示：说明息积的症状及治疗的宜忌。

（1）病胁下满，气逆：胁为肝之分野，肝喜条达而恶抑郁，肝气不舒则胁下满。肺主气，气以下降为顺，肺气不降则气逆。胁下满是由肺气壅滞所致。

（2）病名曰息积：一呼一吸为一息，肺气不畅，则呼吸不利，积累日久，胁下满，气逆之病，故曰息积。正如张志聪曰：“此肺积之为病也。肺主气而司呼吸定息，故肺之积曰息奔。”

关于息积的解释，尚有不同意见，兹摘录以备参考。

张景岳：“积不在中，而在胁之下者，初起微小，久而至大，则胁满气逆，喘促息难，故名息积……若饮食过伤，脾不及化，则余气留滞，而结聚于此，……则上连于肺，此所以为息积也。”

丹波元简：“息谓生长，犹瘜肉之瘜也。……今气聚胁下，息而不消，积而不散，故满逆为病。”并引《灵枢·百病始生》曰：“稽留不去，息而成积。”

（3）此不妨于食：积不在胃，故不妨碍饮食。

（4）不可灸刺，积为导引服药，药不能独治也：不可灸刺，一则因息积为气病，气属阳，灸则热气内攻，恐助火邪，故不可灸；息积病不在经，刺之徒伤经气，故不可刺。惟宜外用导引之法，以宣通其气，内服药饵用，以舒解其积，因息奔病不可速效，必须久为导引服药，方能气行流畅，病渐痊愈。正如高士宗曰：“积渐次也，须渐次为之，导引而服药。”若但服药，而不用导引之法，亦难为功，故曰药不能独治也。由此可见，此病治之不易也。

【原文】帝曰：人有身体髀股䯒皆肿，环脐而痛，是为何病？岐伯曰：病名曰伏梁，此风根也。其气溢于大肠而着于肓，肓之原在脐下，故环脐而痛也。不可动之，动之为水溺涩之病也。

提示：说明伏梁的病因和症状。

髀、股、䯒，皆为下肢部位，脐乃下焦所属，肠外之膏膜，原出于脐下。今风邪久留体内，溢于大肠之外，留著于膏膜（肓）之处，积而为伏梁之病。积病既成，气机运行，必然受阻，故环脐而痛。肾与膀胱均司化气行水之职。若病邪影响肾和膀胱的化气行水职能，则水液停聚。水性就下，故下肢肿。若谓其病有肿有痛，妄用攻下之药以动之，则反伤其阴，而积气愈壅于下，水道更为之不利，故曰不可动之，动之为水溺涩之病。

按：伏梁病，所说不一，《灵枢·邪气脏腑病形》《灵枢·经脉篇》《难经·五十六难》，均谓伏梁为心之积。本篇和《素问·腹中论》均为论及它与心的关系。可见伏梁病，不单是心之积，凡腹内有坚硬之形状者，如痞块之类，皆可为之伏梁。

"不可动之"的"动"，是切按还是药物攻逐？王冰、张景岳、马莳、高士宗等诸医家，皆以为是药物攻逐，如王冰曰："动，谓齐其毒药而击动之，使其大下也。"我们认为应该以药物攻逐解释为优。因急于攻逐，积未去而正气先伤，恐有不良后果，故《素问·腹中论》有"勿动亟夺"之戒。

【原文】帝曰：人有尺脉数甚，筋急而见，此为何病？岐伯曰：此所谓疹筋，是人腹必急，白色黑色见，则病甚。

提示：说明疹筋的脉象，症状及预后。

（1）尺脉数甚：脉呈有热之征。

（2）筋急而见：外见筋脉拘急之象。

（3）是人腹必急：内有筋脉拘急之感。

按：在脉诊方面，内经中没有寸、关、尺的明确划分，因此，在本节不应该作寸、关、尺的"尺"来解释病证。

疹筋者，筋病也，筋为肝所主，此虽不言肝，而肝亦在其中矣，然而此病，是阴竭阳越的寒证还是筋被热灼的热证？医家有不同认识。丹波元简："简按《圣济总录》云：夫热则筋缓，寒则筋急，今也肝气内虚，虚则生寒，故筋急而见。其尺脉数甚者，盖尺里以候腹中，其人腹急，则尺脉见数，数亦为虚，以腹内气虚故也。气既寒而筋急，其色又见白黑，是为寒甚之证"。《内经素问注解》："腹急，腹抽痛也，白色黑色，筋之色也，尺脉属阴，尺脉数，阴亏也，阴亏阳必盛，阳盛则热甚，热极则血为煎熬，不能荣筋，故尺脉之筋，见为劲急，此筋病也，故名为疹筋，腹为宗筋上行之路，尺里以候腹中，筋因血不能荣而急，故由尺脉之筋急，可推知其腹中必抽痛。筋为肝所主，白为金色，黑为水色，筋见白色，乃木为金克，见黑色，乃子夺母气，故病甚。"此外姚止庵说："尺为肾主水，肝为木，主筋。今水虚不能养木，故令筋急而腹亦为之急。"

【原文】帝曰：人有病头痛以数岁不已，此安得之，名为何病？岐伯曰：当有所犯大寒，内至骨髓，髓者以脑为主，脑逆，故令头痛，齿亦痛，病名曰厥逆。帝曰：善。

提示：主要说明了头痛的病因和病理。

头者，至高之位，为髓之海，为诸阳之会。若外犯大寒，内至骨髓，寒邪随髓上逆于脑，故头痛，因齿为骨之余，故齿亦痛。骨髓为人身之里，寒邪深入骨髓，不易外出，故数岁不愈。寒非温不散，阳非温不复，可选用羌活附子汤、麻黄附子细辛汤和白附子散等方以治之。

【原文】帝曰：有病口甘者，病名为何？何以得之？岐伯曰：此五气之溢也，名曰脾瘅。夫五味入口，藏于胃，脾为之行其精气，津液在脾，故令人口甘也，此肥美之所发也，此人必数食甘美而多肥也，肥者令人内热，甘者令人中满，故其气上溢，转为消渴。治之以兰，除陈气也。

提示：说明脾瘅病的症状、病因、病理和治疗方法。

（1）此五（应作"土"）气之溢也，名曰脾瘅：瘅，音，旦，热也。脾开窍于口，在味为甘。今脾因热而脾气上溢于口，故口中常有甜味之感。

（2）此肥美之所发也：肥为厚味之类，美为香美之味，肥美是脾瘅的主要致病因素，故曰此肥美之所发也。

（3）肥者令人内热，甘者令人中满：肥甘厚味，本能养人，若食用太过，以致气机壅滞，郁而化热，则阳气因厚味腻滞而不达，久则郁而化热；中气因甘味迟缓滞而不散，久则积而生满。此为脾瘅的主要病理变化。

（4）其气上溢，转为消渴：其气指脾气，甘味使津液留滞于脾，不能输布五脏，随而上溢于口，则口甘。内热不去，津液被灼，故饮水善消而渴不止。转为消渴的"转"字很有意义，说明本病非一朝一夕所得，长期肥甘厚味过度，日久则转变为消渴之症。此为脾瘅病的主要症状表现。

（5）治之以兰，除陈气也：陈气，是肥美日久不化之气。兰，佩兰也，味辛气香，能除陈腐，辟秽恶，腐秽之气既除，则津生渴止，而病自愈。此为脾瘅之治法。

【原文】帝曰：有病口苦，取阳陵泉。口苦者，病名为何？何以得之？岐伯曰：病名曰胆瘅。夫肝者，中之将也，取决于胆，咽为之使，此人者，数谋虑不决，故胆虚，气上逆，而口为之苦。治之以胆募俞，治在阴阳十二官相使中。

提示：论述胆瘅的成因、症状和治疗

胆瘅的症状主要是口苦。胆贮藏胆汁，胆汁味苦，今胆因热致胆汁循经上溢于口，故口苦。

肝与胆相表里，肝主谋虑，胆主决断，若谋虑不决，则肝胆俱劳而气虚，虚则气不固，故胆气上溢而为口苦。

按：瘅，是热的意思，既云胆瘅，胆必有热，此热是因为数谋虑不决，胆气拂郁，郁而化热，热熏胆汁上溢于口，故口苦。据此，"胆虚"的"虚"应是衍文，《甲乙》无虚字。

【原文】帝曰：有癃者，一日数十溲，此不足也。身热如炭，颈膺如格，人迎躁盛，喘息气逆，此有余也。太阴脉微细如发者，此不足也。其病安在？名为何病？岐伯曰：病在太阴，其盛在胃，颇在肺，病名曰厥，死不治，此所谓得五有余二不足也。帝曰：何谓五有余二不足？岐伯曰：所谓五有余者，五病之气有余也，二不足者，亦病气之不足也。今外得五有余，内得二不足，此其身不表不里，亦正死明矣。

提示：论述癃病的症状、病理及预后。

（1）有癃者，一日数十溲，此不足也：肺主气，为水之上源，能通调水道，若肺气虚，不能通调水道，下输膀胱，故致膀胱不利而为癃。又因肺失治节，水无约束，故使小便次多量少而无度。虽一日数十溲，而所出无多，此阴不足以下达，阳不足以化气，故曰此不足也。

（2）身热如炭，颈膺如格，人迎躁盛，喘息气逆，此有余也：身热如炭，为阳热之外盛；颈膺为格（颈指咽喉，膺指胸膺），为上下不得畅通而若相格拒；人迎脉躁动甚盛，为阳明气盛所致；喘息，气逆者，既系肺不肃降，又为胃气逆于上而为患。此皆为有余之象。

（3）太阴脉细微如发者，此不足也：阳明气盛而太阴受损，故手太阴肺脉细如发。其虚损之甚也明矣。故曰此不足也。

（4）病在太阴，其盛在胃，颇在肺：太阴，手太阴肺也，病指癃病而言。癃病虽与手太阴肺有关，但究其实，是阳明热气过盛。致使手太阴气阴两虚，故曰颇在肺，颇，偏颇也。

按：太阴，有作脾解的（吴崑），有作肺脾两脏的（张景岳），有作肺解的（高士宗），丹波元简曰："参之王说（指王冰），义尤明晰，吴以太阴为脾，张则为肺脾二脏，与经旨左矣。"根据经文之义，太阴作肺解为妥。

（5）今外得五有余，内得二不足，此其身不表不里，亦正死明矣：身热，颈膺格，人迎盛，喘息气逆，皆为邪气有余，故曰五有余。病癥日数十溲，太阴脉细如发，皆正气不足之象，故曰二不足。

有余者，应当泻之，但内有二不足，又不能以泄，不足者，应当补之，但外有五有余，又不能以补，表里相为违逆，补泻皆为难施，故曰不表不里。虚者愈虚，实者愈实，阴阳两相离绝，其必死而无疑也。正如高士宗说："所以癥厥之病，死不治也。"

【原文】帝曰：人生而有癫疾者，病名曰何？安所得之？岐伯曰：病名为胎病，此得之在母腹中时，其母有所大惊，气上而不下，精气并居，故令子发为癫疾也。

提示：说明癫疾的成因。

癫病原因非一，若人之初生，未受邪气，而有病癫疾者，是因得之于胎中，胎在母腹，其母猝然受有大惊。惊则气乱，乱则气逆上而不下，精也随之上逆，精气并居于胞胎，而子受之，故生后发为癫疾。

【原文】帝曰：有病疣然如水状，切其脉大紧，身无痛者，形不瘦，不能食，食少，名为何病？岐伯曰：病生在肾，名为肾风。肾风而不能食，善惊，惊已，心气痿者死。帝曰：善。

提示：说明肾风的症状、病理及预后。

疣然，是浮肿之象。有病身体庞然肿胀，好像有水一样，其实非水，此乃水气并风邪而外见，非全为有形之水也。大则为风，紧则为寒，故其脉大紧。病在肾而不在表，故身无疼痛而形亦不瘦。风水之气乘侮中土，故不能食，即食亦不多。水气凌心，故善惊。惊已而神气复常，心火犹壮，仍有生机。若惊已而心气痿弱不能复常者，为心肾皆病，水火俱困，所以死亡。

复习思考题

1. 试述子痫的病理及治法。
2. 试述脾瘅的病因、病理及症状，为何治之以兰？
3. 何谓五有余二不足？并详述其病理及预后。

水胀

本篇是讨论水胀、肤胀、鼓胀、肠覃、石瘕等病之成因。这些病的成因，虽由阴盛阳衰，气化失常，寒水之气凝结，气血运行障碍而致，但由于病邪所伤之脏器部位不同，故诸病各有其症状特征。又因诸胀，形同病异。临证易于混淆，故《内经》特别提出以示鉴别。本篇虽论述了诸种胀病，而是以临床常见之水胀为重点，故以水胀名篇。

【原文】黄帝问于岐伯曰：水与肤胀、鼓胀、肠覃、石瘕、石水，何以别之？岐伯曰：水始起也，目窠上微肿，如新卧起之状，其颈脉动，时咳，阴股间寒，足胫肿，腹乃大，其水已成矣。以手按其腹，随手而起，如裹水之状，此其候也。

提示：论述水胀的症状。

（1）目窠上微肿：目下称目窠，马元台："目之下为窠，俗名卧蚕。"是足阳明之脉所循之处，人身水气之行，全由阳气之推动，如脾胃阳虚，水气泛滥，循经溢于上，故目窠肿。

（2）颈脉动，时咳：颈脉指足阳明经人迎穴处。阳明之脉自人迎下循腹里，水邪乘之，故颈脉动甚。肺为水之上源，水邪迫肺，故时咳。

（3）阴股间寒：阴股，指大腿内侧。阴股寒冷，乃阳虚不能温煦所致。

（4）随手而起，如裹水之状：裹水，是形容水胀病为皮中满盛水液一样，按之随手而起，此为水气互停之象。

【原文】黄帝曰：肤胀何以候之？岐伯曰：肤胀者，寒气客于皮肤之间，鼜鼜然不坚，腹大，身尽肿，皮厚，按其腹，窅（音，杳）而不起，腹色不变，此其候也。

提示：论述肤胀的症状。

按：此肤胀，历代医家多认为是气胀，如余伯荣曰："寒者，水之气也，此无形之气，客于皮肤而为虚胀也。无形之气，故鼗鼗然不坚。"张景岳曰："寒气客于皮肤之间者，阳气不行，病在气分，故有声若鼓。气本无形故不坚。气无所不至，故腹大身尽肿。若因于水，则有水处肿，无水处不肿，此为可辨。然有水则皮泽而薄，无水则皮厚。"综合本条对肤胀所述症状，虽然多具有气肿之特点，但从全文来看，也不能认为完全无水。如"按其腹，窅（音，杳）而不起"这个症状，结合临床实际，属水肿的却多为按之凹陷不起，属气肿的反多为按之即起。我们认为此应属风水肤胀之重者。正如《金匮要略》云："按其手足上，陷而不起者，风水。"肤胀属于气滞者可用神仙九气汤治疗。姜黄香附为末，每日服 15g，淡盐汤送下。

关于水胀和肤胀的按诊问题。文中对水胀却曰"以手按其腹，随手而起"。对肤胀反曰"按其腹，窅而不起"。从症状来看，二者似有矛盾，应如何理解？我们认为，二者皆应结合临床实际来分析，因所按部位不同，其结果也不同。一般说，水有形，其在腹，为中裹水，按之随手而起，有波动感；其在四肢，按之则水走肌腠，手起而水不能骤聚，故窅而不起至于肤胀则与水胀相反，气无形，其在腹，按之气散，故窅而不起；其在四肢，按之气走肌腠，抬手气还复聚，故当随手而起。总之，从临床实际出发，辨别胀之属水属气。

【原文】鼓胀何如？岐伯曰：腹胀身皆大，大与肤胀等也，色苍黄，腹筋起，此其候也。

提示：主要说明鼓胀的症状和与肤胀的鉴别。

鼓胀病，常因肝气郁滞，脾胃湿热壅结而致。开始病偏气分，渐而瘀凝水聚，腹大日增。色苍黄，腹筋起，为土败而木乘之候。

项目 病名	病理	症状				辨证要点
		望	闻	问	切	
水胀	水停为主	目窠上微肿，颈脉动，足胫肿，腹大	时咳	阴股间寒	以手按其腹，随手而起，如裹水之状	按其腹如水中
肤胀	寒客皮肤，阳气损伤	身尽肿，皮厚，腹大	叩之空响	—	按其腹，窅然不起	按其腹，窅然不起
鼓胀	肝旺脾虚，气血水同病	全身皆肿，腹大如鼓，色苍黄，腹筋起	—	—	—	腹大如鼓，青筋暴露，其色青黄

【原文】肠覃何如？岐伯曰：寒气客于肠外，与卫气相搏，气不得荣，因有所系，癖而内著，恶气乃起，瘜肉乃生。其始生也，大如鸡卵，稍以益大，至其成，如怀子之状，久者离岁，按之则坚，推之则移，月事以时下，此其候也。

提示：主要论述肠覃的形成与症状。

寒邪客于肠外，不在胞中，故无伤于月事。其病理过程：寒邪内停——与卫相搏——卫气不运——与汁沫结聚——附着肠外——瘜肉生——肠覃。

可用木香通气散治疗。木香、青盐、三棱、厚朴、枳实、炮姜、甘草，共为细末，每日服9g，一日三次。

病因：寒气。

病位：肠外。

病机：寒与卫气相搏，气血汁沫结聚癖积留滞。

病程：缓慢久者离岁。

症状：始如鸡子，大如杯子，按之坚，推之移。

辨证要点：月经按时来潮。

治疗：可导而下。

【原文】石瘕何如？岐伯曰：石瘕生于胞中，寒气客于子门，子门闭塞，气不得通，恶血当泻不泻，衃以留止，日以益大，状如怀子，月事不以时下，皆生于女子，可导而下。

提示：石瘕的成因、症状与治法。

（1）衃（pēi 音胚）：凝败之血为衃。

寒邪内停—气行受阻—瘀血留滞—结聚成块—石瘕。

（2）可导而下：丹波元简认为："导，谓坐导药，其病在胞中，故用坐药以导下之。"可作参考。

石瘕
- 病因：寒气
- 病位：胞中
- 病机：气不得通，衃以留止，气血结聚
- 症状：状如怀子
- 辨证要点：月事不以时下
- 治疗：可导而下

调经论

经，是经脉，指人体的十二经脉，内通脏腑，外络肢节，为气血运行的通道。若由于内因或外因引起气血失调，呈现出有余和不足的病变，在治疗上，就要根据疾病所在主经而调治，故谓调经。

本篇主要论述由于经脉不调而产生的神、气、血、形、志五种疾病的虚实证候及针刺调治方法。同时进一步论述了气血阴阳虚实的成因和调治虚实的大法。

目的和要求

1. 了解神、气、血、形、志虚实的病机、病证及治疗原则。
2. 结合经络的功能，理解外邪侵犯经络、由表入里的过程及调治经络的原理。
3. 掌握"夫邪之生也……阴阳喜怒。"经文的精神意义及其对后世病因分类法的影响。
4. 掌握阴阳盛衰、寒热虚实的病机及其与后世八纲辨证的关系。

【原文】黄帝曰：余闻刺法言，有余泻之，不足补之，何谓有余？何谓不足？岐伯对曰：有余有五，不足亦有五，帝欲何问？帝曰：愿尽闻之。岐伯曰：神有余，有不足，气有余，有不足，血有余，有不足，形有余，有不足，志有余，有不足，凡此十者，其气不等也。

提示：本条说明五脏之气各有有余与不足。

本条经文可分为两段来讨论：

（1）补虚泻实，是治疗疾病的大法：实则邪气实，虚则正气虚，实邪不泻则亢而不平，虚证不补则卑而有偏，所以说"有余泻之，不足补之。"不仅刺法如此，用药亦如此。

（2）应辨别五脏有余与不足：临床上不但要辨别证之虚实，而且辨别虚在何处，实在何处，否则治疗不具体，影响疗效。本文神、气、血、形、志，是指心、肺、肝、脾、肾。王冰曰："神属心，气属肺，血属肝，形属脾，志属肾。"关于五脏的虚实见证，将在下文详论。

【原文】帝曰：人有津液、四肢、九窍、五脏十六部，三百六十五节，乃生百病，百病之生，皆有虚实。今夫子乃言有余有五，不足亦有五，何以生之乎？岐伯曰：皆生于五脏也。夫心藏神，肺藏气，肝藏血，脾藏肉，肾藏志，而此成形。志意通，内连骨髓，而成身形五脏。五脏之道，皆出于经隧，以行血气，血气不和，百病乃变化而生，是故守经隧焉。

提示：本节主要说明五脏的生理功能和疾病发生，皆与气血是否和调有关。

（1）十六部：即手足二、九窍九、五脏五，共十六部。高士宗释为"两肘、两臂、两腘、两股、身之前后左右，头之前后左右"。张志聪："十六部共十六部之经脉也，手足经脉十二，跷脉二、督脉二、任脉一共十六部。"

（2）三百六十五节：节，是指脉络之气交会的地方，不是指骨节。王冰曰："三百六十五节者，非谓骨节，是神气出入之处也。"张景岳："所谓节者，神气之所游行出入也，非皮肉筋骨也。"王冰："神气出入之处。"

本节经文着重说明以下三个问题。

1. 疾病与五脏的关系

人体四肢百骸，经络官窍，阴阳表里，皆与五脏密切相关。病邪由表入里，或由里出表，以及气血的盛衰，都关乎到五脏，所以说："皆生于五脏也。"高士宗："百病之生，不外五脏。"

2. 五脏与神、气、血、肉、志的关系

神、气、血、肉、志分别为五脏之所主，亦是五脏之所生，但又是形体生成所不可少的，故曰"而此成形"。张志聪曰："五者之气，皆生于五脏，而五脏所藏之血气神志以成此形也。"（人体才能达到阴阳平衡的生理常态）然必须志意通达，血气条畅，浅而经脉，深而骨髓，皆畅行无阻，才能更好地发挥身形五脏的作用。张景岳："志意者，统言人身之五神也，骨髓者，极言深邃之化生也。五神藏于五脏，而心为之主，故志意通调，内连骨髓，以成身形五脏，则互相为用矣。"

3. 五脏与经隧气血的关系

血气化生于五脏，运行于经脉，经脉与五脏相通。所以在诊治疾病时，要依据经脉运行的规律，找出它失调的原因，采取相应措施，使其畅通无阻，故曰："五脏之道，皆出于经隧，以行血气，血气不和，百病乃变化而生，是故守经隧焉。"道，路也。隧，是通道。守，依据的意思。

按：本节经文以血气为主，论述了生理和病变。血气调和，志意通达，人无疾病。血气如果不和，就要发生各种疾病。因而在治疗血气失和的病证时，要紧紧抓住通畅经隧，调和血气这一关键。

【原文】帝曰：神有余不足何如？岐伯曰：神有余则笑不休，神不足则悲。血气未并，五脏安定，邪客于形，洒淅起于毫毛，未入于经络也，故命曰神之微。

提示：本节主要说明神之有余、不足的临床表现。

本节经文有两个意义，即神之重病和神之微病。

1. 神之重病

神有余，则笑不休，神不足则悲：神为心所主，喜为心之志，神有余则心气旺盛，而喜笑不休，此为阴不抑阳的表现。悲为肺之志，神不足则心气虚而不能胜金，肺金反侮，故悲。吴崑曰："神，阳也，阳有余则喜胜，故笑不休；阳不足则阴惨乘之，故悲。"吴氏以阴阳盛衰为解，亦较朴实。

2. 神之微病

血气未受病邪侵犯，未与病邪相并，则气血和，五脏安定于内。若病邪伤人，初犯在表，感到好似冷水洒于肌肤的振寒之象，此乃病邪在表，尚较轻浅，未入于经络。高士宗："是为微邪，未入经络也，故名曰神之微。犹言心主之神，外受微邪也。"因心主血脉而通于表，邪未伤及大经大络，故曰神之微。张景岳曰："但洒淅起于毫毛，未及经络，此以浮浅微邪在脉之表，神之微病也。"

按：神有余和不足，是心病的虚实证。实而太过，病出于心，则笑不止，虚而不足，病及肺则悲。邪之中人，初犯皮毛，未及皮毛，未及经脉，邪轻病浅，五脏安定。脉舍神，邪犯脉之小络，故曰神之微。

【原文】帝曰：善，气有余、不足奈何？岐伯曰：气有余则喘咳上气，不足则息利少气。血气未并，五脏安定，皮肤微病，命曰白气微泄。

提示：说明气有余和不足的临床表现。

本节经文着重说明气之重病和微病。

1. 气之重病

（1）气有余则喘咳上气，不足则息利少气：肺主气，司呼吸，肺气和顺则气机畅达，呼吸均匀。若肺气壅逆失于宣降，则发喘咳上气。反之，肺气不足，则呈息利少气征象。

（2）息利：有两解：①根据《灵枢·本神》"肺气虚，则鼻塞不利少气"

之论，此息利应作呼吸不利解。②指鼻气的出入。高士宗："息利，鼻气出入也。"

2. 气之微病

（1）血气未并，五脏安定，与上文义同。

（2）白气微泄：白色属于肺，肺主皮肤，外邪伤人，首犯于表，邪浅病轻，肺气微伤，故曰白气微泄。

按：肺气宜宣、宜降、宜清。若肺气内逆而有余，不宣不降，则"喘咳上气。"肺气内虚而不足、鼓动无力，阖阗不顺，故"息利少气"，此皆为气之重病，"皮毛微病，白气微泄"为肺经之表病，浅而且轻。

【原文】帝曰善。血有余不足奈何？岐伯曰：血有余则怒，不足则恐。血气未并，五脏安定，孙络水溢，则经有留血。

提示：主要说明血有余、不足的临床表现。

本节可分为血之重病和血之微病。

1. 血之重病

血有余则怒，不足则恐：血有余而肝气盛，盛则怒；血不足而肝气虚（升发之气不够）虚则恐。因肝与胆相表里，胆气刚豪果断，肝虚而胆亦虚，虚则气怯而易恐。实际上就是肝阳不足。

2. 血之微病

孙络水溢，经有留血：为肝经之表邪，邪不在脏而在经。经与络是相互贯通的，病邪初入孙络，而致孙络水气溢满，经脉中之血不能流入络脉，故有留血。"水溢"《针灸甲乙经》《类经》均作"外溢"。乃为外来之邪盛于孙络，阻碍经脉，而致血行不畅，有留滞现象。"经有留血"的"经"字，当为"络"字，根据原文治法条中"视其血络，刺其出血"句，"经"字当是"络"字为妥。

【原文】帝曰善，形有余不足奈何？岐伯曰：形有余则腹胀，泾溲不利，不足则四肢不用。血气未并，五脏安定，肌肉蠕动。命曰微风。

提示：说明形有余不足的临床表现。

本节可分为形之重病和形之微病。

1. 形之重病

形有余则腹胀，泾溲不利，不足则四肢不用：形，指形体，形属于脾，以脾主肌肉故也。形病有余，是邪盛于脾，土气壅滞，失于运化，故腹胀而泾溲不利。泾，水名，行有常也。泾溲不利，是说常行之小便不利也。若脾气虚衰，气血生化之源不足，不能运达四肢，故不用。《灵枢·本神》亦说"脾气虚，则四肢不用"。

2. 形之微病

肌肉蠕动，命曰微风：此为风邪仅在肌肉，未入里，因风性主动，故觉肌肉间如有虫行之感。

【原文】帝曰善。志有余不足奈何？岐伯曰：志有余则腹胀飧泄，不足则厥。血气未并，五脏安定，骨节有动。

提示：说明志有余不足的临床表现。

本节可分志之重病与志之微病。

1. 志之重病

肾藏志，志属于肾，志有余是肾脏的病邪有余，肾为寒水之脏，若寒水之气盛于里，则气不运，水不化，故腹胀飧泄。若肾中元阳不足，四肢得不到阳气的温煦，故厥逆而冷。

2. 志之微病

肾主骨，邪未入脏，而薄于骨，故骨节有颤动的感觉。

【原文】帝曰：善。余已闻虚实之形，不知其何以生？岐伯曰：气血以并，阴阳相倾，气乱于卫，血逆于经，血气离居，一实一虚。血并于阴，气并于阳，故为惊狂。血并于阳，气并于阴，乃为炅中。血并于上，气并于下，心烦惋善怒。血并于下，气并于上，乱而喜忘。

提示：主要说明气血与阴阳上下相并的临床表现。

（1）气血以并，阴阳相倾：并，偏胜之意。人体气血阴阳是经常维持在相对平衡状态的，若不得其平而有偏胜，就失去了相互间的平衡协调，而有倾轧之象。

（2）气乱于卫，血逆于经：由于阴阳气血失去协调，故气乱于卫而偏胜于外，血逆于经而偏胜于内。王冰："卫行脉外，故令血行经内，故血逆。"

（3）血气离居，一实一虚：因气乱于卫而主外，血逆于经而主内，血气乃离其原处，故产生一虚一实的现象。正如张志聪曰："血离其居，则血虚而气实，气离其居，则气虚而血实。"故曰："一实一虚。盖有者为实，无者为虚也。"

（4）血并于阴，气并于阳，故为惊狂：张志聪："脉外气分为阳，脉内血分为阴。"血偏胜于阴分则阴盛，气偏胜于阳分则阳盛，阴偏盛则惊，阳偏盛则狂。张景岳："血并于阴，是重阴也，气并于阳，是重阳也。重阴则癫，重阳则狂，故曰惊狂。"吴崑："惊狂，癫狂也。"

（5）血并于阳，气并于阴，乃为炅中：炅，热也，炅中，即热中。张志聪："血并于阳，则阴虚而生内热矣，气并于阴，则阳气内盛而为热中矣。"《素问》："血实于外则外热，气盛于内则内热。"阴虚则热，阳在里热盛于内，阳盛则热，故皆为炅中。此解中之义。

（6）血并于上，气并于下，心烦惋善怒：除讲义引杨上善和张志聪之解之外，景岳之说，亦可参考，他说："上，高上也，下，高下也，血并于上，则阴邪抑心，故烦惋；气并于下，则火动于肝，故善怒。"

（7）血并于下，气并于上，乱而喜忘：张景岳："血并于下则阴气不升，气并于上，则阳气不降，阴阳离散，故神乱而喜忘。"张志聪："血并于下，则血蓄于下而喜忘，气并于上，则气逆于上而为惋乱。"

除上述二张之解外，还可作以下理解：血并于下，则心失所养，神无所舍，故喜忘。气并于上，则心神被扰，故乱。

【原文】帝曰：血并于阴，气并于阳，如是血气离居，何者为实？何者为虚？岐伯曰：血气者喜温而恶寒，寒则泣不能流，温则消而去之，是故，气之所并为血虚，血之所并为气虚。

提示：说明气血虚实的病理。

（1）血并于阴，气并于阳：即血偏胜于阴分，气偏胜于阳分。

（2）血气离居：血气离居，是气血偏聚的结果。张景岳："血并于阴，则阳中无阴，气并于阳，则阴中无阳，阴阳不和，故血气离居。"

（3）血气者喜温而恶寒：人之血气得暖则行，得寒则凝。故过寒则血气凝涩而不能畅流，过温则血气消散（涣散）而疏通，前者为实，后者为虚。

（4）气之所并为血虚，血之所并为气虚：气偏胜于阳则阳盛，阳盛则阴虚，血为阴，故曰血虚。血偏胜于阴则阴盛，阴盛则阳虚，气为阳，故曰气虚。故高士宗说："是故气之所并，气实也，而为血虚，血之所并，血实也，而为气虚，此实之所在，即虚之所在。"

按：血并于阴，是为重阴，重阴者无气，无气者气离其所。气并于阳，是为重阳，重阳者无血，无血则血离其居。气之所并为气实而血虚，血之所并为血实而气虚。所谓气实者系指气郁而言，所谓血实者，是指血滞而言。此即血气并各有虚实之理也。

【原文】帝曰：人之所有者，血与气耳。今夫子乃言血并为虚，气并为虚，是无实乎？岐伯曰：有者为实，无者为虚，故气并则无血，血并则无气。

今血与气相失，故为虚焉。络之与孙络俱输于经，血与气并则为实焉。血之与气并走于上，则为大厥，厥则暴死，气复反则生，不反则死。

提示：说明形成虚实的原因及大厥的病理机制。

（1）有者为实，无者为虚：有者，指有邪气。无者，指无正气。此即"邪气盛则实，精气夺则虚"之义。

（2）气并则无血，血并则无气：气并，即气偏胜，气偏胜则血虚。血并，即血偏胜，血偏胜则气虚，气和血各自分离失去平衡，不足的地方，就成为虚了。

（3）血之与气，并走于上……不反则死：大厥的症状为"暴死"，也就是卒然昏倒，不省人事。此"死"是假死，从下文"气复反则生"即可明了。其病理机制和预后如下：

$$
\begin{array}{l}
\text{血随气升——并走于} \\
\text{上（脑部）——大厥}
\end{array}
\left\{
\begin{array}{l}
\text{上实下虚，上而不下，阴阳不相顺接——暴死} \\
\text{上逆之气}
\left\{
\begin{array}{l}
\text{复而下行，血随气下——生} \\
\text{上行不反，上厥下脱——死}
\end{array}
\right.
\end{array}
\right.
$$

【原文】帝曰：实者何道从来？虚者何道从去？虚实之要，愿闻其故。岐伯曰：夫阴与阳皆有俞会，阳注于阴，阴满之外，阴阳匀平，以充其形，九候若一，命曰平人。夫邪之生也，或生于阴，或生于阳。其生于阳者，得之风雨寒暑。其生于阴者，得之饮食居处，阴阳喜怒。

提示：主要说明人体阴阳气血均平和外感内伤的病因。

兹分两段来讲：

1. 阴阳来去，由于俞会

俞会，是俞穴的意思。是人体周身阴阳气血相会合的地方，也是阴阳气血来去转输的地方。阴经和阳经都有输入和会合的穴位，所以阴阳经之气，内入和外出，有余和不足，皆由俞会之处调节。阳注于阴，即阳经之气内注于五脏。阴满之外，是指阴经之气自脏而外行于经，"之"可作"到"字解。张景岳："阳注于阴，则自经归脏，阴满之外，则自脏及经。"这样，内入外出，阴阳均平，才能够充实形体，九候部位的脉搏也一致，才能视为正常的人。

2. 病因分类

凡病邪伤人，不外内伤和外感两个方面，伤于外者多为风雨寒暑，伤于内者多为饮食居处和精神刺激等方面。生于阴，生于阳的"阴阳"应作表里解。外感多有余，内伤多不足。这就是实之所以来，虚之所以去的道理。

本段经文，对后世病因分类法有很大影响。

关于阴阳喜怒的"阴阳"，杨上善认为代表"男女"；丹波元简认为代表

"房事"。二人虽然各有所指，但其意义是基本相同的。

【原文】帝曰：风雨之伤人奈何？岐伯曰：风雨之伤人也，先客于皮肤，传入于孙脉，孙脉满则传入于络脉，络脉满则输于大经脉，血气与邪并，客于分腠之间，其脉坚大，故曰实。实者，外坚充满不可按之，按之则痛。帝曰：寒湿之伤人，奈何？岐伯曰：寒湿之中人也，皮肤不收，肌肉坚紧，荣血泣，卫气去，故曰虚。虚者，聂辟气不足，按之则气足以温之，故快然而不痛。帝曰：善。

提示：论外感致虚实病变的机制。

（1）风雨之伤人也：风雨为外感之邪，其伤人也，由外入内，由浅入深。
风雨——皮肤——孙脉——络脉——大经脉

（2）实者外坚充满，不可按之，按之则痛：外邪内入，与血气相并居，留于肉腠之间，致使孙脉、络脉、经脉，皆充实而坚大。坚满是留邪所致，故按之相拒而疼痛。这是辨别实证的依据之一。

（3）寒湿之中人也，皮肤不收，肌肉坚紧：寒湿为阴邪，易伤人体的阳气，卫阳被伤，故皮肤不收而为纵缓。肌肉坚紧，是涩滞而不柔和之意，寒湿之邪，不仅容易伤人阳气，而且易使血液凝滞，所以营血因寒湿而涩于脉中，卫气因寒湿而去于脉外，血涩气去，故成为虚证。

（4）虚者聂辟气不足，按之则气足以温之，故快然而不痛：聂，当皱讲。辟，当叠讲。聂辟，是形容皮肤松弛的现象，因卫气虚不能温分肉，充皮肤所致。气血不足，肌肉失温养，故虚证亦可发生疼痛，但以按之不痛为特点。因为按可以致气，气至则阳聚阴散，故快然而痛止。这是辨别虚证的依据之一。

【原文】阴之生实奈何？岐伯曰：喜怒不节则阴气上逆，上逆则下虚，下虚则阳气走之，故曰实矣。帝曰：阴之生虚奈何？岐伯曰：喜则气下，悲则气消，消则脉虚空，因寒饮食，寒气熏满，则血泣气去，故曰虚矣。

提示：说明内伤之邪而致虚实的病理机转。

（1）喜怒不节，则阴气上逆：阴气，指肝气。怒则气上，上实而下虚，下虚则阳邪凑之，以为实。此虽喜怒并称，但从下文以喜则气下为虚，而此节所重在怒。喜怒是多怒之意。

（2）喜则气下，悲则气消：下，陷也。消，散也。喜为心之志，悲为肺之志，过喜则神气陷下，过悲则伤肺而气消散。气下或气消，皆令经脉空虚。

（3）因寒饮食，寒气熏满：饮食过于寒凉，阳气必然受损，因而血行滞涩不畅，气亦被耗而散去，形成虚证。

按：虚实证，往往是兼杂而存在的，本节经文，前段为实中加虚，后段为虚中夹实，经文虽未明显提出，但是包含于中，宜细玩之，当为详辨。

【原文】帝曰：经言阳虚则外寒，阴虚则内热，阳盛则外热，阴盛则内寒，余已闻之矣，不知其所由然也。岐伯曰：阳受气于上焦，以温皮肤分肉之间，令寒气在外，则上焦不通，上焦不通，则寒气独留于外，故寒栗。帝曰：阴虚生内热奈何？岐伯曰：有所劳倦，形气衰少，谷气不盛，上焦不行，下脘不通，胃气热，热气熏胸中，故内热。帝曰：阳盛生外热奈何？岐伯曰：上焦不通利，则皮肤致密，腠理闭塞，玄府不通，卫气不得泄越，故外热。帝曰：阴盛生内寒奈何？岐伯曰：厥气上逆，寒气积于胸中而不泻，不泻则温气去，寒独留，则血凝泣，凝则脉不通，其脉盛大以涩，故中寒。

提示：以阴阳为总纲，分析内外寒热虚实的病理。

1. 阳虚生外寒

（1）阳气受气于上焦：阳，指卫阳而言，卫气根于下焦，养于中焦，开发于上焦，卫气之所以能到达人之体表，以温养皮肤肌肉，主要是肺的宣发作用，故曰阳受气于上焦。

（2）寒气在外，则上焦不通：寒气袭表，阳道被阻，则上焦之气不能通达于肤腠之间。

（3）寒气独留于外，故寒栗：寒袭于外，阳阻于内，卫气不温于表，而寒气独留，故恶寒战栗。此即阳虚则外寒之理。

按：此为寒伤卫阳之气，使卫气不能通达肌肤之间，则卫阳不足于外而寒气独留于体表，所以发生恶寒战栗。

2. 阴虚生内热

（1）有所劳倦，形气衰少，谷气不盛：张景岳："形气，阴气也。"若劳倦不慎，劳伤于脾，而致脾阳不足。脾伤而运化功能减退，水谷化源不足，故谷气不盛。形体属脾，劳能伤脾，若劳倦过度，形体气力就会衰疲，脾胃之气也会不足。

（2）上焦不行，下脘不通，胃气热，热气熏胸中：上焦之气，是水谷精微所化生，脾胃运化力弱，水谷精微之气化生不足，则上焦不能宣五谷味，故上焦不行。下脘不能化谷之精，故下脘不通。不行不通，致使胃气郁遏而生热。

（3）胃气热，热气熏胸中：脾阴虚而胃气热，热气熏于胸中，故生内热。

按：劳倦过度，损伤脾气，而致中气虚弱，升降失职，清气不升，浊气不降，胃中之气，郁而化热，热气熏中，所以虚生内热。

3. 阳盛生外热

（1）上焦不通利：上焦之气主阳而向外，今受寒邪侵袭，肌表闭塞，卫气被郁而伸发不能，故上焦不通利。

（2）皮肤致密，腠理闭塞，玄府不通：此为寒邪束表所致。

（3）卫气不得泄越，故外热：玄府、皮肤、腠理不相通贯，则卫气壅聚不得泄越，故阳盛而外热。

按：此为寒邪束表，卫阳被郁而出现的外热，与上文阳虚生外寒，同属外感之证，但彼着重在阳虚，而此着重在阳盛也。是外感寒证的两种不同病理，也可以说外热是在外寒之前，正如《伤寒论》第三条所说："或已发热，或未发热，必恶寒。"当然，还要注意到患者的体质情况，如果阳虚感寒，则不尽然。

4. 阴盛生内寒

（1）厥气上逆：厥气，寒厥之气也。或寒气伤脏，或饮食寒凉伤中，阴寒之气，自下而逆于上，故曰厥气上逆。

（2）寒气积于胸中而不泻，不泻则温气去：胸中为阳气之府，阴寒之气，上逆于胸中，阴乘阳位，守而不去，阳气为之衰耗。

（3）寒独留，则血凝泣，凝则脉不通，其脉盛大以涩：血得寒则凝，凝则脉不通（脉通不畅），即见脉象盛大而脉中有涩象。另一种解释则认为盛大而涩，即在内的经脉盛大而胀，并且涩滞，不是指外见脉象而言。马莳说："此节脉若作脉诊之脉，理应沉涩，今曰盛大而涩，恐是在中之脉，非外见者。"

按：此为阴寒过盛，寒气上逆，寒气积于胸中而不散，阳损寒留，以致血行涩滞，脉通不畅。这与现在所说的"阴盛则内寒"的概念大同小异。

百病始生论

目的和要求

1. 掌握"风雨寒热不得虚，邪不能独伤人"一段原文，并结合《中医基础理论》发病一节的内容，加深理解"正""邪"在发病过程中的相互关系。

2. 了解内伤外感病的一般发病因素，以及外邪入侵途径，传变过程，体会早期治疗的重要意义。

3. 了解积病的概念及其病因病机。

【原文】夫百病之始生也，皆生于风雨寒暑，清湿喜怒，喜怒不节则伤脏，风雨则伤上，清湿则伤下，三部之气所伤异类，愿闻其会。岐伯曰：三部之气各不同，或起于阴，或起于阳，请言其方。喜怒不节则伤脏，脏伤则病起于阴也，清湿袭虚，则病起于下，风雨袭虚，则病起于上，是谓三部，至于其淫泆，不可胜数。

提示：说明外感内伤之邪及其侵入的途径。

（1）百病之始生也，皆生于风雨寒暑，清湿喜怒：风、雨、寒、湿侵入人体为病，为外感之邪，喜怒过度，伤人致病，为内伤之邪。疾病的发生，多由于外感内伤所致，故曰"百病之始生也，皆生于风雨寒暑，清湿喜怒。""始"字很有意义，不曰生，而曰始生，是病之初起之意，是言其病之始，未言其病之变。

（2）是谓三部：喜怒，是概括七情而言，人之情志是以内脏为基础的。若喜怒不节，则内伤于脏，脏属阴而居人体中部，故曰病起于阴。风雨为阳邪，人体上部属阳，阳从阳，故病起于上。清湿为阴邪，人体下部属阴，阴就阴，故病起于下。此即上中下三部之谓。分之则为三部，合之即是表里，因上与下皆为表也。故张景岳说："百病始生，无非外感内伤，而复有上中下之分也。"

（3）至其淫泆，不可胜数：泆，音逸，淫泆即浸浸布散，是病邪旺盛，病变复杂之意。受病之始，只此三部，至于邪气浸淫深入，则变化多端而复杂，故曰不可胜数。由此可见，疾病开始阶段较单纯，中、后阶段较复杂，治疗宜早不宜迟。

$$
百病始生\begin{cases}外因——风雨寒暑湿\begin{cases}风雨伤上\\清湿伤下\end{cases}是谓三部——邪传变——\\内因——喜怒不节——伤脏\end{cases}淫泆不可胜数
$$

【原文】 余固不能数，故问先师，愿卒闻其道。岐伯曰：风雨寒热不得虚，邪不能独伤人。卒然逢疾风暴雨而不病者，盖无虚，故邪不能独伤人。此必因虚邪之风，与其身形，两虚相得，乃客其形。两实相逢，众人肉坚。其中于虚邪也，因于天时，与其身形，参以虚实，大病乃成。气有定舍，因处为名，上下中外，分为三员。

提示：人体正气虚弱是外感致病的内在条件。

（1）两虚相得，乃客其形：外因是变化的条件，内因是变化的根据，外因通过内因而起作用。人体正气不虚，虽逢疾风暴雨之邪，也不能伤人致病。只有身先虚，又遇虚邪，才触感而为病。正如马莳所说："然此诸外感者，不得天之虚邪，则不能独伤人也。又不得人之本虚，亦不能伤人也。"

（2）参以虚实，大病乃成：虚者，正气虚，实者，邪气实，正虚邪实为病进之象，故大病乃成也。

（3）气有定舍，因处为名：气，指邪气。舍，是寄宿潜藏之意。气有定舍，是说邪气侵入人体，有一定的潜藏部位。因处为名，即依据病邪所在的部位不同而定其名称。

（4）分为三员：三员，即三部。历代医家有不同见解。

1）张景岳："三员，为下文虚邪之中人，病因表也；积聚之已成，病因内也；情欲之伤脏，病在阴也，即内外三部之谓。"

2）马莳："三员，犹言三部也。盖人身大体，自纵而言之，则以上中下为三部，自横而言之，则以在表、在里、半表半里为三部，故谓之上下中外之三员也。"

3）张志聪："此论风雨伤上，下节论清湿伤下，末节论喜怒伤中，而分为三员也。"

4）丹波元简同意景岳之解，他说："据有一外字，张注为是。"

【原文】 是故虚邪之中人也，始于皮肤，皮肤缓则腠理开，开则邪从毛发入，入则抵深，深则毛发立，毛发立则淅然，故皮肤痛。留而不去，则传舍于络脉，在络之时，痛于肌肉，其痛之时息，大经乃代，留而不去，传舍于经，在经之时，洒淅喜惊。留而不去，传舍于输，在输之时，六经不通，四肢则肢节痛，腰脊乃强，留而不去，传舍于伏冲之脉，在伏冲之时，体重身痛。留而不去，传舍于肠胃，在肠胃之时，贲响腹胀，多寒则肠鸣飧泄，食不化，多热则溏出糜。留而不去，传舍于肠胃之外，募原之间，留著于脉，稽留而不去，息而成积，或著孙脉，或著络脉，或著经脉，或著俞脉，或著于伏冲之脉，或著于膂筋，或著于肠胃之募原，上连于缓筋，邪气淫泆，不可胜论。

提示：主要说明外邪伤人由表入里、由轻到重的变化过程。

（1）在皮肤：邪之所凑，其气必虚，表虚则皮肤缓而腠理不固，邪即乘虚而入。邪在表则营卫不和，经气不舒，故毛发坚立，淅然而恶寒，皮肤酸痛。抵深的深，是指皮肤之内，与皮肤相对而言，并非深入内脏。故《针灸甲乙经》将抵作稍。

（2）在络脉：表邪不去，其入渐深，故邪由表传舍于络脉，络浅于经而深于皮肤。络脉因受邪而运行不畅，故痛于肌肉之间。若其疼痛，时渐止息，是邪去络而深入大经之象，故曰大经乃代。代是替代，即大经替代络脉而受邪。

（3）在经脉：经虽深于络，但犹为表位，故邪传于经，仍出现洒淅恶寒之表症。因经气连脏，故又见易惊之症。

（4）在输：输，张志聪："输者，转输血气之经脉。"

张景岳："凡诸输穴，皆经气聚会之处。"

前者作"输脉"解，后者作"输穴"解，名虽不同，其义则一，都是说明"输"有转输的作用。邪留止于输，影响经气的输转，而致六经不通，经不通则肌肉筋骨失养，故肢节痛，腰脊强。

（5）在伏冲：伏冲，即冲脉，张景岳："伏冲之脉，即冲脉之在脊者，以其最深，故曰伏冲。"冲为血海，濡养筋骨，若邪入于冲，血液不能充溢于形体，故体重身痛。

（6）在肠胃：邪气入于肠胃，消化功能失常，水与气停聚而相激，故贲响腹胀。若邪从寒化，寒则澄澈清冷，水谷不分，故为肠鸣飧泄，食不化，若邪从热化，热则水液混浊，水谷相腐，故大便溏糜。溏，指大便稀薄，糜，指大便糜烂腐败，恶臭难闻。丹波元简："溏出糜，盖肠垢赤白滞下之属。"

（7）在肠胃之外，募原之间：张景岳："肠胃之外，募原之间，谓皮里膜外也，是皆隐蔽曲折之所，气血不易流通。若邪气留著于中，则止息成积，如疟瘴之属也。"

（8）邪气淫泆，不可胜论：外邪伤人之后，一般说是由表入里、由浅入深，有其规律性，若邪气旺盛，浸淫体内，无处不到，"或著孙脉，或著络脉……"就是外邪在体内的复杂情况，故曰不可胜论。

【原文】积之始生，至其已成，奈何？岐伯曰：积之始生，得寒乃生，厥乃成积也，黄帝曰：其成积奈何？岐伯曰：厥气生足悗，悗生胫寒，胫寒则血脉凝涩，血脉凝涩则寒气上入于肠胃，入于肠胃则䐜胀，䐜胀则肠外之汁沫迫聚不得散，日以成积。卒然多食饮，则肠满，起居不节，用力过度，则络脉伤，阳络伤则血外溢，血外溢则衄血；阴络伤则血内溢，血内溢则后血。肠胃之络伤，则血溢于肠外，肠外有寒，汁沫与血相搏，则并合凝聚不得散，而积成矣。卒然外中于寒，若内伤于忧怒，则气上逆，气上逆则六输不通，温气不行，凝血蕴里而不散，津液涩渗，着而不去，而积皆成矣。

提示：论述积证的病因、病机。

兹根据本节主要内容，归纳简表于下：

$$积\begin{cases} & 寒气入于肠胃——阳气不化——䐜胀——肠外汁沫结聚——成积 \\ \left.\begin{matrix} 饮食不节 \\ 起居不慎 \\ 用力过度 \end{matrix}\right\} & 络脉伤——血溢肠外——与寒邪、汁沫结聚——积成 \\ \left.\begin{matrix} 外中寒邪 \\ 内伤情志 \end{matrix}\right\} & 经气不通，阳气不行——血凝液涩——成积 \end{cases}$$

"阳络伤则血外溢，血外溢则衄血；阴络伤则血内溢，血内溢则后血"之句应加熟记。

【原文】其生于阴者，奈何？岐伯曰：忧思伤心；重寒伤肺，忿怒伤肝；醉以入房，汗出当风伤脾；用力过度，若入房汗出浴，则伤肾。此内外三部所生病者也。

提示：精神情志，生活起居失常，皆能伤肾脏而为病。

（1）忧思伤心：喜为心志，诸事遂心，则心情愉快，若忧思萦怀，抑郁不解，逆于心志，故伤心。

（2）重寒伤肺：重寒，即形寒饮冷之义。肺脉循胃口，而肺气通于肤表，故形体受寒，容易伤及肺，胃受寒凉，亦易循经伤肺，故曰重寒伤肺。

（3）忿怒伤肝：肝为将军之官，体阴而用阳，以疏泄调达为顺，若忿怒不解，则肝气必动，进而阴肝血受伤。

（4）醉以入房，汗出当风伤脾：醉以入房，本为伤肾，汗出当风，亦应伤肺，为何此曰伤脾？盖因脾为精气之源，入房、汗出，亦寓劳义，劳倦则伤脾，醉酒亦伤脾，故而如此。但虽未言伤肾、伤肺，但亦未必不伤，古经含蓄，当推其义。

（5）用力过度，若入房汗出浴，则伤肾：

$$
\left.\begin{array}{l}
用力过度——损骨 \\
入房————损精 \\
汗出浴——水气入肾
\end{array}\right\}伤肾
$$

本讲义以"入房后汗出入浴"为解，似为欠妥。马莳："用力过度，乃入于房，以致汗出而复往浴体，则伤肾。"

按：本节承上节继续论述积证的成因和所伤的脏器，但未明确提出为积，正如张志聪曰："五脏止曰生病，而不曰积，盖五脏之病，积在气而非有形也。《难经》所谓在肝曰肥气，在肺曰息贲，在心曰伏梁，在脾曰痞气，在肾曰奔豚，此乃无形之气积，而非有形之血积也。"

至真要大论

本篇论述的是运气学说的临床运用。指出疾病的发生与六气变化有密切关系。并把一般常见病的症状，分别类型，归纳为病机十九条。可根据这些类型，选择适当的治疗措施。对于处方用药方面，也作了精密细致的组织和说明。同时对论述运气学说的《天元纪大论》《五运行大论》《六微旨大论》《气交变大论》《五常政大论》《六元正纪大论》等篇作了总括和补充，认为这些论述，至真至要，故名"至真要"。正如吴崑云："道无尚谓之至，理无妄谓之真，提其纲谓之要。"

目的和要求

1. 掌握病机十九条的病机、病证及其临床价值。
2. 掌握虚寒、虚热的病机。
3. 理解阳病治阴、阴病治阳治法的临床意义。
4. 了解组方的法则，以及君、臣、佐、使的含义。
5. 了解五味各归其所喜攻的理论在养生和治疗中的意义。

【原文】"风淫于内，治以辛凉，佐以苦，以甘缓之，以辛散之；热淫于内，治以咸寒，佐以甘苦，以酸收之，以苦发之；湿淫于内，治以苦热，佐以酸淡，以苦燥之，以淡泄之；火淫于内，治以咸冷，佐以苦辛，以酸收之，以苦发之；燥淫于内，治以苦温，佐以甘辛，以苦下之；寒淫于内，治以甘热，佐以苦辛，以咸泻之，以辛润之，以苦坚之。"

提示：申述诸气淫胜致病的治疗原则。

兹分六段，以析其义：

（1）风淫于内，治以辛凉，佐以苦；以甘缓之，以辛散之："淫"，即过胜。淫于内，就是邪由外入，而盛于内之意。风为阳邪，为木为温，故以辛凉之品，以治风淫于内之疾，因辛凉为金之气味，金能胜木也。也就是辛能散风，凉能清热，故治之。佐以苦，苦味主泻，能清热邪，一则，可防辛散过度而伤其阴。木性躁急，故以甘缓之，木喜条达，风邪胜而实，故以辛散之。《素问·藏气法时论》说："肝苦急，急食甘以缓之，肝欲散，急食辛以散之"，即是此意。

（2）热淫于内，治以咸寒，佐以甘苦，以酸收之，以苦发之：热盛于内，热盛必伤阴，咸为水之味，水能胜火，故以咸寒之品以治之，并佐苦以降水，佐甘以培液。热盛必伤津耗气，故以酸味药以收敛之。热郁于内而不解，故以苦味以宣发之。高士宗曰："苦味虽寒，本于火味，故曰发。"

（3）湿淫于内，治以苦热，佐以酸淡，以苦燥之，以淡泄之：湿为土气，其性凉，易伤阳气。苦味可以燥湿，热性能以胜寒，故以苦味热性的药治之。佐以酸淡，酸为木味，木能胜土，淡能渗湿利水，使湿有去路。"以苦燥之，以淡泄之"，是申明"治以苦热，佐以酸淡"之义。健脾燥湿，淡渗利湿，为治湿胜之常法，二法兼用，或有侧重，当因证制宜。正如高士宗说："土气虚而阴湿，则以苦燥之，土气滞而不行，则以淡泄之。"

（4）火淫于内，治以咸冷，佐以苦辛，以酸收之，以苦发之：火为阳邪，易灼伤津液。咸为水之味，冷为水之气，水能制火，冷能胜热，故治以咸冷。佐以苦辛者，以苦能泻火，辛能散火也。以酸收之，以苦发之，与热淫于内，同一意义。

（5）燥淫于内，治以苦温，佐以甘辛，以苦下之：燥为金之气，其性凉。苦为火之味，温为火之气，火能制金，温能胜凉，故以苦温治之。因燥有寒化、热化的不同，故或佐辛甘之药以发散之，或用苦药泄下之。

（6）寒淫于内，治以甘热，佐以苦辛，以咸泻之，以辛润之，以苦坚之：寒为阴邪，易伤阳气，以甘热之品治之。因寒为水之气，甘为土之味，甘味能补脾土以制水，热能温阳以散寒，故治之。佐以苦辛，以咸泻之，是由于甘性易腻滞，故佐苦辛以散之，以咸泻之。寒邪过盛，则水气不能蒸化而为燥，用辛热药以蒸发水气，化为津液，濡润周身，故以辛润之。寒盛则肾气弱，故用苦温药以坚之。也有人认为"以咸泻之，以辛润之，以苦坚之"是寒的变证治法，如吴崐说："伤寒内热者，以咸泻之，伤寒内燥者，以辛润之，伤寒内热见血者，以苦坚之。"此论可作参考。

关于"以辛润之"，《黄帝内经·素问注解》认为："寒淫于内，水气大行，津液不布。以辛散其水，水去津液输布，故曰以辛润之。"

按：六气淫胜发病的治疗用药法则，是以五行生克制化关系作为理论依据的。如"风淫于内，治以辛凉，"辛凉为金之气味，金可制木，故用辛凉以治风木之过胜。但辛能散风，凉能清热，这是药物本有之性能，用五行学说，只不过是说理工具而已。所用辅佐之性味，或助主药之力，或制主药之偏。这些相互制约、相得益彰的用药法则，对临床治疗，仍有一定的指导意义。

【原文】帝曰：善。夫百病之生也，皆生于风寒暑湿燥火，以之化之变也。经言盛者泻之，虚则补之，余锡以方士，而方士用之，尚未能十全，余欲令要道必行，桴鼓相应，犹拔刺雪污，工巧神圣，可得闻乎？岐伯曰：审察病机，无失气宜，此之谓也。

提示：指出疾病的产生是由"六气"的异常变化所致。并告诫医生在诊治疾病时要"审察病机，无失气宜"。

（1）之化之变是六气能否使人发病的原因之一。"之"是代词，指"六气"而言。六气在正常情况下是不会使人发病的，只有在异常情况下，才能使人发病。所谓"化"是从六气推移而产生的正常作用，也就是化生万物的意思。所谓"变"是六气互为胜负而产生的变动，也就是损伤人体的病气。

（2）审察病机，无失气宜：是掌握病机的关键。医生是知补虚泻实的治则，但治病"尚未能十全"，其主要原因就是在于没有掌握病机。医生治病，必须详细地审察发病的机制，在治疗时不要违背六气主时的规律（气宜）。这样才能收到"桴鼓相应"之效，为像"拔刺雪污"一样祛除病邪，达到了"工巧神圣"的程度。

【原文】诸风掉眩，皆属于肝；诸寒收引，皆属于肾；诸气膹郁，皆属于肺；诸湿肿满，皆属于脾；诸热瞀瘛，皆属于火；诸痛痒疮，皆属于心；诸厥固泄，皆属于下；诸痿喘呕，皆属于上；诸禁鼓栗，如丧神守，皆属于火；诸痉项强，皆属于湿；诸逆冲上，皆属于火；诸胀腹大，皆属于热；诸躁狂越，皆属于火；诸暴强直，皆属于风；诸病有声，鼓之如鼓，皆属于热；诸病胕肿，疼酸惊骇，皆属于火；诸转反戾，水液浑浊，皆属于热；诸病水液，澄澈清冷，皆属于寒；诸呕吐酸，暴注下迫，皆属于热。

提示：病机十九条，是对许多疾病的症状，进行同性质的纲领性概括。

1. 对"病机"的理解

病机，就是疾病发生、发展与变化的机制。"机"，含有重要之意。张景岳："机者，要也，变也，病变所由出也。"王冰："病机，病之机要。"

2. 病机十九条的基本精神

（1）把很多不同的症状，归纳于一种病因之下，便于掌握重点，确定治则。

（2）利用不同的病因，分析疑似的症状，以便审证求因，从因论治。

（3）"各属其属"，定性定位。

3. "诸""皆""属"的意义

"诸"作"众"字解，仅表示不定的多数，不能理解为"凡是"。因部分病机有局限性，不能包罗一切。

"皆"，可作"同"字解，是多数的意思。

"属"，近也，有关之意。不可释为"隶属"。

4. 原文分析

(1) 诸风掉眩，皆属于肝："风"包括内风和外风，本虚偏重内风。

"掉眩"：掉，摇也，包括头部、四肢摇动和肌肉跳动。眩，是指眩晕。眩者，悬也，目视动乱如悬物摇摇然，即患者昏乱旋转的自觉症状。

1) 因风而引起的掉眩，为什么属于肝呢？风性主动，风气通于肝，肝属木，木喜飘摇，故风遇木则动摇，木遇风则摇显，正如王冰所说："《素问·阴阳应象大论》：在天为风，在地为木，在体为筋，在脏为肝。""诸风掉眩者，以风性动，故木气同之。"

2) 肝主筋，开窍于目，肝的经脉随督脉会于巅，故肝风而症见掉眩。

引起肝风病变不外虚实两个方面，例如：

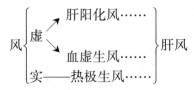

其虚其实，临证时应该详辨。

总之，凡因风阳上扰的头目眩晕，筋脉所伤的肢麻、震颤、拘急、抽搐等症状，大都属于肝的病变。

掉眩一证，原因多方面的，临床应加辨析。如《伤寒论》八十二条"头眩，身𥆨动，振振欲擗地"，是因误汗导致阳虚，水气上逆所致，就不属于肝的范围。

(2) 诸寒收引，皆属于肾："寒"，有内寒外寒之分。内寒由于阳气虚衰，寒从内生。外寒因卫气不固，寒从外入。

"收引"：收，敛也，引，急也。收引，就是筋脉挛急收缩，关节屈伸不利。

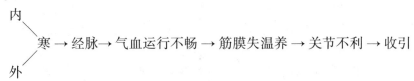

诸寒收引，为何皆属于肾呢？因为肾脏藏真阴而寓元阳，为阴阳水火之

宅。若肾脏虚寒，命门火衰，温煦无力；或外寒侵袭，寒伤阳气，温煦无力。二者皆能使血脉凝滞，涩而不流，筋骨经脉失养，而致筋脉挛急，关节屈伸不利。故马莳曰："诸寒收引，皆属于肾者，言肾属水，水生寒。"张景岳亦曰："肾属水，其化寒。"故又有"寒气通于肾"之说。《素问·阴阳应象大论》："在天为寒，在地为水，在体为骨，在脏为肾。"

本节"寒"字是着眼点，因寒而引起的收引，应伴有形寒肢冷，面色㿠白，二便清利等症状，否则非是。高烧伤津，筋脉失养的挛急，就不属于寒。

（3）诸气膹郁，皆属于肺：气，指气的功能失常而发生的疾病。膹郁，喘急为膹，痞闷为郁。

从气的特点来说，气贵流通，最忌滞塞。流通则经络脏腑，皆能升降通利，生机旺盛。滞塞则经络不通，脏腑俱拒。

膹郁为什么责之于肺呢？因肺主气以降为顺，以宣为和，故有"肺者气之主，肺气降则诸气皆降"之说。若肺失宣降，失其"主气之枢"的功能，则升降失宜，气逆不舒，故喘急或痞闷之证，因之而生。

但膹郁亦有不属于肺者，为肝气抑郁、暴怒气逆者，脾胃不健，运化失常而痞闷者，皆不属于肺。

（4）诸湿肿满，皆属于脾：湿，分内湿外湿。外湿多由于气候潮湿，涉水淋雨，居处潮湿等外在湿邪侵袭人体所致。内湿多由脾失健运，则湿从内生。

肿满，即浮肿胀满。肿在皮肤四肢，满是腹内胀塞。吴崑："肿者，肿于外，满者，满于中。"

水湿在人体内的运化，主要靠肺、脾、肾三脏来进行，尤其以脾为最重要。因脾居中州，职司运化，灌溉四旁。若健运失常，津液不布，水湿不化，潴留体内，发生肿满。李士材曰："脾主运化，肺主化气，肾主五液。凡五气所化之液，悉属于肾，五液所行之气，悉属于肺，转输二脏，以制水生金，悉属于脾。"可见，人体水湿的潴留，关键在于脾，是因脾主运化，湿气通于脾之故。故有"治湿不健脾，非其治也"之说。

湿邪每多引起肿满，而肿满不一定都是湿。为"诸胀腹大，皆属于热"，就不属于湿邪。

（5）诸热瞀瘛，皆属于火：

诸热：①指发热、恶热，瘟暑等证。唐荣川："诸热指发热，恶热，瘟暑等证而言。"②指火热之邪。

瞀：音茂。有两种含义：①心中昏闷，即神志朦胧。张景岳："瞀，昏闷也。"②目昏花不明之意。高士宗："诸热而目瞀经瘛。"

瘛：音翅，抽搐的意思。

火热内扰于心，故神志不清，昏闷不爽。热邪伤肝，肝阴亏虚，筋脉失养，故挛急抽搐。

从火邪致病来看，在神志不清时四肢也常伴有抽搐痉挛。正如张景岳说："热邪伤神则瞀，亢阳伤血则瘛。"

(6) 诸痛痒疮，皆属于心：痛、痒、疮，是三种不同的病症，不是以疮为主的病症。如张景岳说："热甚则疮痛，热微则疮痒。"此说似与经旨不符。

心，在这里不是单指实质脏器，主要指心之属性为火，主血脉而言。故高士宗把它改之为"火"，而把诸热瞀瘛，皆属于"火"的"火"改为"心"。可作参考。

疼痛属于"心"者，多为经络闭阻，气血瘀滞所致，是否属于火热之邪为病，当从症而辨。

疮疡属于"心"者，则为心火旺盛，火热郁结于营血之中，血流不畅，血瘀热蒸，热腐肌肉而为疮疡，疼肿之患。

痒属心者，多为血热与血虚。属热者，则为火热郁结于营血，血行失畅，营卫不和所致。血虚者则为营虚血燥生风而致。

(7) 诸厥固泄，皆属于下：厥，逆也，气逆上而阴阳失调，轻则四肢厥冷，重则不省人事。

固泄：固，指二便不通；泄，指二便不固，即大便泄泻，小便不禁。

下：下焦也，泛指下部而言，为肝肾膀胱等，此处主要指肝肾，着重是肾。张景岳："下言肾气。"吴崑："下谓肾也。"

肾脏真阴而寓元阳，为水火阴阳之宅。若元阳衰微，不能温煦经脉，阳衰阴盛，则为寒厥，其症为下肢厥冷。若真阴亏涸，不能滋养经脉，阴虚阳盛，则为热厥，其症为两足发热。如《素问·厥论篇》说："阳气衰于下，则为寒厥，阴气衰于下，则为热厥。"若肾肝阴虚，肝阳上亢，阳亢生风而发生昏厥。亦可谓之属下。

肾开窍于二阴，而司开阖。若肾命火衰，气化不及，则前为小便频数或失禁，后为大便泄泻或五更泄泻。若肾阴不足，水不济火，大便失润则便秘；膀胱不利，化源告匮，则小便癃闭。正如吴崑所说："肾家水衰火实则为固，火衰水实则为泄。"

然而肾阳虚，亦可出现大便秘结，小便癃闭。这是因为阳虚阴凝则大便秘结，阳虚无以气化使出，则小便癃闭。

大肠主燥，为传导之官。大肠燥化太过，传导不行，则为便秘，燥化不及，传导太过，则为泄泻。

但固泄并不完全属于下，为肺不肃降，不能通调水道，下输膀胱，亦可引起小便不利，即所谓"上焦不通，则下焦不泄"。肺移热于大肠，肠燥液干，亦可导致大便燥结。此皆属于上，而不属于下。

（8）诸痿喘呕，皆属于上：痿，有枯萎，痿废之意。《医经精义》："痿有两症，一是肺痿，肺焦叶举，不能通行津液，则为虚劳咳嗽；一是足痿，胫枯不能行走，则为足痿。"

喘、呕：气急曰喘，有声无物曰呕。

上，是与下相对而言，"诸厥固泄，皆属于下"的"下"是指下焦，而此处的"上"是指下焦以上的中、上二焦，不应局限于上焦。

肺居膈上，为五脏之"华盖"，能输布津液，灌溉周身。若肺热叶焦，津不分布，诸脏失其濡养，则可发为"五痿"（筋痿、脉痿、皮痿、骨痿、痿躄）；若肺阴不足，虚热灼津，则肺热叶焦而为虚热肺痿；若胸阳不振，津液不化，则肺寒叶枯而为虚寒肺痿，这是因肺病而致痿。但因胃病而致痿者亦不少见，大都由于脾胃虚弱，"脾病不能为胃行其津液，四肢不能禀水谷气"而致痿，故《素问·痿论篇》有"治痿独取阳明"之说。

喘病原因虽多，但皆由于肺气上逆所致。

呕病原因虽多，但多由于胃气上逆所致。

肺胃均在上，故曰："皆属于上。"

但痿、喘、呕，亦有不属于上的，如肾虚的骨痿，肾不纳气的喘，肝气犯胃的呕吐等，皆不属于上。

（9）诸禁鼓栗，如丧神守，皆属于火：

禁：同噤，牙关紧闭的意思。张景岳："禁，噤也，寒厥咬牙曰禁。"

鼓：鼓颌也，是下巴壳振战的意思。

栗：战栗，即身体发抖。

丧神守：丧，即丧失；神守，乃神明之守。谓心主神明的功能丧失而不能自主，是心神惶恐不安的样子。

火邪郁闭于内，阳气不能宣达于外，则外呈僵寒之象（禁鼓栗）。火扰于内，心神浮而不守，不能自主，故惶恐不安，甚则昏迷。此为热极似寒，烈焰鼓风之象，辨之不可不慎，此属实火。若阳虚阴盛，气不卫外而寒战者，此火虚也。

但临床所见的禁鼓栗症状，并非完全属火，如疟疾发作时的禁鼓栗，就不属火。

（10）诸痉项强，皆属于湿：痉，身体强直。项强：颈项强直，头难转侧。

项为足太阳膀胱经所过之处，膀胱为水湿之府。若湿邪侵入太阳经脉，阳气被阻被伤，经脉失于温煦，故发项强。故王冰曰："诸痉项强，太阳伤湿也。"

惟徐忠可认为此湿，是汗余之湿，他说："痉症之湿从何来乎？不知，痉之根源，由亡血阴虚，其筋易强，而痉之湿，乃即汗之余气，搏寒为病也。故产后血虚多汗则致之；太阳病汗太多则致之……"此说可作参考。

痉病原因很多，非独湿邪，如十九条中，就有因热、因风的不同。他如产后之痉，疮家汗后之痉等，皆非属湿。

（11）诸逆冲上，皆属于火：逆：凡是功能本来向下，因病而反向上叫逆，如肝气横逆，胃气上逆之类。冲上：突然向前进行叫冲，冲上是突然向上之意，如呕吐，呃逆之类。

火性炎上，其性急速，火邪内盛，势必上冲，脏气皆可因火邪而冲逆。如冲于肺则喘咳；冲于胃则呕吐、呃嗳；冲于脾则气满；冲于肝则气逆躁急等。李念莪："喘咳呕吐，气满逆急，皆冲逆之症，火性炎上，故皆属于火。"所以一般逆、冲之症，多属于火。

冲逆之症，非独火邪，寒亦有之，如久病胃弱，虚寒上逆之呃忒，即属寒证。

（12）诸胀腹大，皆属于热：胀：胀满。

热邪内壅，或者热与燥屎相结，导致腑气不通，故致腹满胀大。

如《伤寒论》257条"腹满不减，减不足言，当下之，宜大承气汤"即是。其他如嗜酒厚味，湿热郁结，肝脾两伤，升清降浊功能失常而致腹胀大，皆属此类。应将腹胀大联系起来理解，即腹大而胀或胀而腹大，李东垣把此条改为"诸胀腹大"，也是此意。

属于热的腹胀证，大多发病较急，属于实证，李士材："大抵阳证必热，热者多实。""阳邪急速，其至必暴，每成于数日之间。"

腹胀大一证，病因较多，寒、湿、气、血、水、食，均可引起此证，如《素问·异法方宜论》"脏寒生满病"，就是因寒而引起的腹胀满，所以说因热而胀满，只是各种胀满病因的一种，不能概括所有胀满。故东垣说："大抵寒胀多，热胀少。"

（13）诸躁狂越，皆属于火：

躁：躁动不安。

狂：即狂妄，如喧扰不宁，打人骂人等。

越：超越常度，如登高而歌，弃衣而走。

一般说，狂越必兼躁，但躁不一定兼狂。

火有内外之因，外因是由外感温热、热势由轻转重，郁而化火，内因是五志之火内燔，煎熬津液成痰，痰火内盛，神明被扰，狂妄无畏，烦乱不安，其证身无热而躁狂。火盛于外，则肢体躁扰不安，火盛于内，则神志躁动不宁。张景岳："热盛于外，则肢体躁扰，热盛于内，则神志躁烦。"

躁属于火邪所致者，确为多见，但亦有不属于火者，如成无己说："阴躁欲坐井中，但欲饮水，不能入口。"李东垣亦说："阴躁欲坐井中，阳已先亡，医犹不悟，重以寒药投之，其死也何疑焉。"此属阴寒内甚，格阳于外的真寒假热证，与本节火热之躁，性质不同。

（14）诸暴强直，皆属于风：

暴：猝也，突然之意。

强直：就是筋脉强劲不柔和的意思。李念莪："强者，筋强；直者，体直而不能屈伸也。"

风：中医学中的风，既指病因，又代表某些症状。此处指的是病因。

风有内风、外风之不同，二者皆可使人发生强直症状。

$$风\begin{cases}内\begin{cases}肝阴不足，肝阳上亢\\热极动风\end{cases}强直\\外\begin{cases}通于肝，引动肝风\\侵袭经络骨节，气血痹阻\end{cases}强直\end{cases}\quad\begin{array}{l}前三者可兼见抽搐、口眼歪斜，\\后者可兼见关节、肌肉僵硬不舒\end{array}$$

本条虽未明确提出风与肝的关系，实际上肝亦在其中矣。如高士宗说："筋强而直，屈伸不能，乃足厥阴肝经之病。"李念莪亦曰："肝主筋，其化风，故曰属风。"

本节的"风"，究竟是内风还是外风？有两种意见：①认为是内风。张景岳："非外来虚风，八风之谓，……治宜补阴已制阳，养营以润燥。"②认为是外风。吴崑："风伤于阳分大筋，故筋引急而暴强直。"我们认为本节的"强直"症状，可属于外风，亦可属于内风，应从证候性质分辨。

"强直"原因较多，湿、热、火皆可致之，当加详辨。

（15）诸病有声，鼓之如鼓，皆属于热：

有声：一是指肠鸣；一是指敲打腹部之声音。

鼓，前一个鼓字作动词，敲打之意。后一个鼓字作形容词，指如鼓响之声音。

因热而致有声者，为热邪壅遏于内，气机阻滞，肠胃传化不利之故。如食滞胃肠，传化迟滞，积而生热，产生腐气，充满肠胃，腹胀而肠鸣，叩之如鼓声。但必伴见实热之证象。

鼓之为鼓之证，不尽属于热，也有属于寒的，如《灵枢·水胀》说："寒气客于皮肤之间，鬙鬙然不坚，腹大，身尽肿，皮厚。"

（16）诸病胕肿，疼酸惊骇，皆属于火：

胕肿：各家注释不同。汪机："胕肿，热肉而引起阳气郁滞故也。"高士宗："胕肿，肉肿也。"张景岳："胕肿，浮肿也。"唐荣川："胕，同跗，即足背。"以上四说，以汪、高二氏之说为合理。因阳热郁滞而发生局部肉肿（热胜则肿），临床较为多见。但因火热而引起浮肿，确实少见。唐氏释为足背，未免过狭，经文既言"诸""皆"，乃是包括广义的病机，非单指足背而言。

疼酸：酸同痠。

惊骇：火邪在脏则惊骇。

血热壅盛，瘀而不通，肌肉因之而肿，甚则疼痛不堪。热邪灼伤筋脉，气血不畅，故发酸痛。火邪内迫心肝，神志不宁，故发惊骇。吴崑："火郁于经则胕肿，阳象之呈露也，疼酸者，火甚制金，不能平木，木实作酸也，火在内则惊骇，火性卒动之象也。"吴氏此解，说明了火邪在外为胕肿，在内为惊骇之义，但对疼酸解释，似为勉强。不过还有一定的道理，可资参考。

（17）诸转反戾，水液浑浊，皆属于热：

转：左右扭转。唐荣川说："转，左右扭转也。"

反：角弓反张。即身向后仰，颈项强直。

戾：说文："戾，曲也，从犬出户下，其身曲戾。"即身向前弯曲的意思。

水液：指小便。

热盛伤血，筋失血养，则挛急抽搐，呈现转、反、戾之状。热盛则津液被灼，而致小便黄赤短少，浑浊不清，转、反、戾，水液浑浊，不尽属热。如"诸痉项强，皆属于湿""诸暴强直，皆属于风"就不属于热。属于热者，必有身热、口渴、脉数，小便灼热等见症。

（18）诸病水液，澄澈清冷，皆属于寒：

水液：指涕、泪、唾液、小便及呕吐、泄泻物。

澄彻清冷：水液澄澈透明，淡薄而又寒冷。

寒邪侵入脏腑，阴盛阳衰，气寒水冷，水冷则清（水体清，其气寒），故上下窍所出之液体皆澄澈清冷。如李中梓说："中寒糟粕不化，色如鸭粪，澄澈清冷，小便清白。"

"水液混浊"和"水液澄澈清冷"一属于热，一属于寒，对于分析疾病的寒热，有很大的参考价值。

（19）诸呕吐酸，暴注下迫，皆属于热：

暴注：暴，突然的意思。水流如射叫注。暴注，是急剧的喷射样腹泻。

下迫：是下利时，里急后重，窘迫不堪的感觉。

　　邪热壅滞于中，气机升降失常，热挟肝胃之气逆于上，则呕吐酸水。火性急速，大肠因热而传化快（邪热下迫于肠）故"暴注"，肠因热腐，故"下迫"。正如李士材所说："腹痛泻利肠鸣，疼一阵，泻一阵。"

　　从临床所见，暴注下迫，一般都是属于热的，而呕吐酸水，属于寒者，亦不少见，如张景岳说："则吞酸虽有寒热，但属寒者多，属热者少。"

　　按：病机十九条是从复杂的病症中提出纲领（以五脏为纲，上下为纲，六气为纲）作为辨证求因的初步概念。它把相同的病因，出现不同的症状，和相近似的症状，而病因不同，进行了概括性的归类，以便于同中求异，异中求同。对于临床诊断和治疗，有很大的启示。

　　病机十九条，只是一个示范性的举例，不能概括一切。在此基础上，再和后世医家学说结合起来，它的应用范围就广了。如果局限在十九条之内，反而缩小了中医理论的范围。

　　【原文】故大要曰：谨守病机，各司其属，有者求之，无者求之，盛者责之，虚者责之，必先五胜，疏其气血，令其调达，而致和平，此之谓也。

　　提示："谨守病机"的临床运用。

　　本节的内容可分三篇来讨论。

　　1. 审查病机是治疗疾病的关键

　　每一种疾病，都有它的致病因素，也都有它的病理机转，所以在审查疾病时，必须抓住病机这个关键，即"谨守病机"之谓。只有如此，才能各司其属，认识它所隶属的类型。

　　2. 要透过现象去探求疾病的本质

　　一般说，有本质即有现象，现象和本质是一致的，但在特殊情况下，也有现象隐而不现，或现象与本质不一致。所以在审查疾病时必须透过现象，去探求疾病的虚实真伪。有无求之，虚实责之，就是强调了这一点。求者是追求有此症状和无此症状的原因。责者是探找虚实证的原因和虚实证的真伪。这就是谨守病机的主要环节。正如高士宗所说："上文诸病，有属于肝心脾肺肾者，有属于风火热湿寒者，《素问·至真要大论》曰：'谨守病机，各司其属。'有属形藏之有形者，当求之而得其真，有属气化之无形者，亦当求之而得其真。有余而盛者，不得其平，故当责之，不及而虚者，不得其平，亦当责之。"

　　3. 调整偏胜是治病的原则

　　人体阴阳气血，是经常保持相对平衡状态，不能有所偏胜，若有偏胜，疾病就要发生。所以本文强调指出："疏其血气，令其调达，而致和平。"这就是协调偏胜，使其重新恢复到相对平衡的状态。为其"疏"有目的，"疏"得其法，又强调"必克五胜"。五胜者，是指按照五行相胜的原理，结合人身五脏来考虑疾病的治疗法则。

【原文】帝曰：善。五味阴阳之用何如？岐伯曰：辛甘发散为阳，酸苦涌泄为阴，咸味涌泄为阴，淡味渗泄为阳。六者或收、或散、或缓、或急、或燥、或润、或软、或坚，以所利而行之，调其气使其平也。

提示：药物的性味和功用。

1. 药物的性味和作用

酸、苦、甘、辛、咸，是药物的五味，还有一种淡味，共六味，但淡附于甘，仍称五味，所以本文既言六者，又言五味。

药物味各有别，作用不同，但可分为阴阳两大类，即辛、甘、淡属阳，酸、苦、咸属阴。

从其作用来说，六味总的作用，有发散、涌泄、渗泄三种，在治疗运用上，又有收、散、缓、急、燥、润、奂坚之不同。药归纳于下：

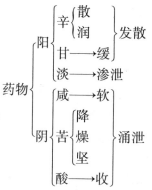

王冰曰："涌，吐也。泄，利也。渗泄，小便也。言水液自回肠泌别汁，渗入膀胱之中，自胞气化之，而为溺以泄出也。"

一般说，辛能散，酸能收，甘能缓，苦能坚，咸能软。其实一种性味的药物，并非只有一种功用。例如，大黄味苦能泻下，黄连味苦能止泻，黄芩味苦能清热，这就证明苦味药并不限于一种涌泄的作用。

2. 调节平衡，是治疗的目的

药性多偏，人病亦偏，以药性之偏，纠病证之偏，即所谓补偏救弊。正如唐荣川说："设人身之气，偏盛偏衰则生疾病，又借药物一气之偏，以调吾人之盛衰，而使归于和平，则无病矣。"故《内经》作者特指出："调其气，使其平也。"

【原文】帝曰：非调气而得者，治之奈何？有毒无毒，何先何后？愿闻其道。岐伯曰：有毒无毒，所治为主，适大小为制也。帝曰：请言其制。岐伯曰：君一臣二，制之小也；君一臣三佐五，制之中也，君一臣三佐九，制之大也。寒者热之，热者寒之，微者逆之，甚者从之，坚者削之，客者除之，劳者温之，结者散之，留者攻之，燥者濡之，急者缓之，散者收之，损者温之，逸者行之，惊者平之，上之下之，摩之浴之，薄之劫之，开之发之，适事为故。

提示：主要说明因证施方和治疗法则。

根据病情需要，方分大、中、小，务使切中病情，无太过不及之弊。凡药味多，组织复杂的为大方，用于治疗复杂或严重的疾病；药味少，组织简单的为中方或小方，用于治疗单纯或轻浅的疾病。否则，病重而药轻，或病轻而药重，皆为失宜，所以说："适大小为制也。"这些就叫作因证施方。下面再探讨一下治疗法则：

（1）寒者热之，热者寒之：寒者，热者，系指证候之性质而言。热之，寒之，系指治疗原则而言。也即是治寒以热，治热以寒之义，为正治法。

（2）微者逆之，甚者从之：这是根据疾病的本质和现象的异同情况来决定治法的。微者，是病势较轻，症状单纯之意，为阳病则热，阴病则寒，其真形显而易见。在治疗用药上，是逆其病性而治，即"寒者热之，热者寒之"的正治法。甚者，指病势严重，症状复杂之证，为热极反寒，寒极反热，病的本质和现象不一致。在治疗用药上，是顺从病象而治，如以寒治寒、以热治热的反治法。其实反治法，是正治法在特殊情况下的运用，归根结底，仍是正治法。

以上为寒热两大病型的论治。

（3）坚者削之：坚，指腹内坚硬有形一类病证，为癥瘕，痃癖（如弓弦大小不一或病或不病。癖是指潜匿于两胁之间的积块，平时寻摸不见，病时摸之才觉有物）等。在治疗上，就要用攻克伐荡之类方药以削之，包括敷贴法。

（4）客者除之：客，指外邪侵袭一类病证，如风寒，风热，风湿等。在治疗上，就要用发汗解表之剂以驱除之。

（5）劳者温之：劳，指劳倦所伤及虚劳之证，多为阴精，阳气俱不足之证，当用温滋长养之剂以复之，如小建中汤证，黄芪建中汤证，即属此类。不能把"温"理解为温热燥烈之剂。

（6）结者散之：结，指邪气、痰浊郁结，包括部分外证，如郁证、结胸、流注等，在治疗上，就要用消散之剂以散其结。

（7）留者攻之：留，指脏腑有积滞不能排出，如痰、食、水、血的停蓄等。在治疗上，就要用攻逐泻下之剂，如十枣汤、控涎丹、大承气汤、桃核承气汤、抵当汤之类以攻逐之。

（8）燥者濡之：燥，指体内津液缺乏，呈现干燥证象，治疗当用生津润燥之剂以滋其枯。

（9）急者缓之：急，指拘急强直一类病证。治疗则用舒缓之剂，以缓其急疾，如芍甘汤证。

（10）散者收之：散，指耗散不能约束的病证，为盗汗、滑精、瞳神散大等。治疗则用收敛固涩之剂以收其散。

（11）损者温之：温，诸本皆作"益"。当从。损，指亏损虚弱之证，如阴、阳、气、血不足等，当用补益之剂以治之。

（12）逸者行之：逸，指运动障碍，气血停滞之证。用活血通络之剂，以行其逸置。

（13）惊者平之：惊，指不安定现象，如惊悸、失眠、小儿惊风等。治疗则用镇静之剂以平定之。

以上为一般病证的治法。此外，根据病情需要，病在上者用吐法，病在下者用泻法。他如摩、浴、薄、劫、开、发，都要依据病情来决定。

张景岳："摩之，按摩也，薄之，追其隐藏也，劫之，夺其强盛也，适事为故，适当其所事之故也。"

吴崑："薄之，谓渐磨也，如日月薄蚀以渐而蚀也。"

高士宗："或举而上之，或推而下之，或膏以摩之，或汤以浴之，或缓治以薄之，或急治以劫之，或开导之，或发散之，凡此皆各适其事之所宜，为复其故。"

【原文】帝曰：何谓逆从？岐伯曰：逆者正治，从者反治，从少从多，观其事也。帝曰：反治何谓？岐伯曰：热因热用，寒因寒用，塞因塞用，通因通用，必伏其所主，而先其所因，其始则同，其终则异，可使破积，可使溃坚，可使气和，可使必已。

提示：论述反治法。

（1）热因热用：即以热治热的意思，用于真寒假热证，如《伤寒论》317条："少阴病，下利清谷，里寒外热，手足厥逆，脉微欲绝，身反不恶寒，其人面色赤……通脉四逆汤主之。"

（2）寒因寒用：即以寒治寒的意思，用于真热假寒证，如《伤寒论》350条："伤寒脉滑而厥者，里有热，白虎汤主之。"此即所谓"热深厥亦深"的证候。

（3）塞因塞用：前一个"塞"字，指壅滞胀满的征象，后一个"塞"字指治法。壅塞胀满之证，有虚有实，实者宜泻，虚者宜补。本文所说的塞，属于虚的范畴，故以补法治之。如脾阳虚弱，运化失常，而致腹胀证，以理中汤治之，即塞因塞用之法。

（4）通因通用：前一通字，指泻利证候而言；后一通字，指治法，即通利的方法。泻利之证，有虚有实，虚者宜补，实者宜泻。本文所说的泻利，是属于实证范畴。故以通利之法治之。正如张景岳说："大热内蓄，或大寒内凝，积聚留滞，泻利不止，寒滞者以热下之，热滞者以寒下之，此通因通用治法也。"

（5）必伏其所主，先其所因，其治则同，其终则异。

这是总结上文，说明使用反治法的主要关键。这就是说，要想一定制伏他的主要症状，但必须先找出他的致病因素，辨明本质，才能真假不惑，治疗得当。在反治过程中，开始时药性与病象相同，如以热治热，以寒治寒，到了最后，假象消失，真象显露，药性与病性是不同的了。这说明反治法，仍是正治法。

（6）可使破积，可使溃坚，可使气和，可使必已。

这是使用反治法所收到的效果和所达到的目的。通过使用通法，可以破除积滞，溃散坚结；塞法可以增强功能活动；热用、寒用，可以使阴阳协调，气血和平，从而达到病愈的目的。

【原文】帝曰：论言治寒以热，治热以寒，而方士不能废绳墨而更其道也。有病热者，寒之而热，有病寒者，热之而寒，二者皆在，新病复起，奈何治？岐伯曰：诸寒之而热者取之阴；热之而寒者取之阳，所谓求其属也。帝曰：善。服寒而反热，服热而反寒，其故何也？岐伯曰：治其王气，是以反也。帝曰：不治王而然者何也？岐伯曰：悉乎哉问也！不治，五味属也。夫五味入胃，各归所喜，故酸先入肝，苦先入心，甘先入脾，辛先入肺，咸先入肾，久而增气，物化之常也。气增而久，夭之由也。帝曰：善。

提示：主要论述虚寒和虚热的治法，并说明使用药味不当的后果。

兹分为三个方面进行论述。

1. 现象治疗

（1）治寒以热，治热以寒，而方士不能废绳墨而更其道也：医生治病，不但要知其常，而且要知其变，因为病理变化是错综复杂的，往往寒病呈现热象，热病反见寒形。若只墨守成规，不能以常达变，就容易被疾病的现象所迷惑。

（2）有病热者，寒之而热，有病寒者，热之而寒，二者皆在，新病复起：

此谓治热以寒，而热如故，治寒以热，而热不减，甚者，不但寒热未除，而且加重。这就是只注意现象，不注意本质的结果。

2. 本质治疗

（1）诸寒之而热者取之阴：阴虚阳亢之热，当补阴以配阳，其热自退，若投苦寒泻火之剂，则为诛伐无过，非唯阴不能补，且苦寒沉降，更伤其阴，故热不除。此非火之有余，乃真阴之不足，故曰取之阴。取之阴，即"壮水制火"之义。

（2）热之而寒者取之阳：阳虚阴盛之寒，当益火以消阴，其寒自退，若投辛热则为舍本求末，且辛热耗散，更伤其阳，阳不得复，寒自不去。此非寒之有余，乃真阳之不足，故曰取之阳，取阳，即"益火消阴"之义。

（3）求其属也：张景岳："属者根本之谓，水火之本，则皆在命门之中耳。"此"属"字很有意义，含有推求疾病本质之意。"寒之而热，热之而寒，"是不求其属的结果。从这里我们受到的启示，应该掌握初诊时的正确诊断，不能以药试病，待误治以后，才改变治法。所以本文又强调指出："治其王气，是以反也。"意在告诫人们，病之王气，有实有虚，如果专治亢盛之气，而忽略了虚衰的一面，那就要出现相反的结果。

3. 过食五味的不良结果

五味，有两个含义：一是指药物，一是指食物。五味对于人体有两面性，即有利的一方和有害的一面。

（1）久而增气，物化之常也：气，指五脏之气。五味分别入于五脏之后，就能增加五脏的本气，久之，就会引起某一脏的偏胜，即所谓增其味而益其气。

（2）气增而久，夭之由也：夭，是夭亡。饮食五味偏嗜，或久服某一种药物，脏气偏胜过度，以致脏腑之间，失于平衡，发生疾病，甚则死亡。正如王冰曰："气增不已，益以岁年，则脏气偏胜，则有偏绝，脏有偏绝，则有暴夭者，故曰气增而久，夭之由也。"

【原文】方制君臣何谓也？岐伯曰：主病之谓君，佐君之谓臣，应臣之谓使，非上中下三品之谓也。帝曰：三品何谓？岐伯曰：所以明善恶之殊贯也。帝曰：善。病之中外何如？岐伯曰：调气之方，必别阴阳，定其中外，各守其乡。内者内治，外者外治，微者调之，其次平之，盛者夺之，汗之下之，寒热温凉，衰之以属，随其攸利，谨道如法，万举万全，气血正平，长有天命。帝曰：善。

提示：制方的原则和运用。

兹分为以下几个方面来论述。

1. 君臣佐使的意义

方剂中的主治药味多为主君，辅助药味为之臣，监制药味为之佐，引导药味为之使。

张景岳曰："主病者，对证主要药也，故谓之君，君者味数少而分量重，赖之为主也。佐君者谓之臣，味数稍多而分量稍轻，所以匡君之不逮也。应臣者，谓之使，数可出入而分量更轻，所以备通行向导之使也。"

按语：本文虽有君臣佐使之分，但只言君、臣、使，未言其佐。此处的佐，是辅佐之意，不是制方之称。

2. 方剂的作用

方剂是由单味药发展而来的，这是通过长期临床实践总结出来的经验。

（1）提高疗效：药物通过配伍以后，可以发挥它的综合作用，并非把它分作"三品"。

三品：吴崑曰："当时有言上药为君，中药为臣，下药为使者。"因为上药主养命，中药主养性，下药主治病，故曰："明善恶之殊贯也。"马莳："殊贯，异等也。"王冰："此明药善恶不同性用也。"张志聪："谓药有毒无毒之分。"

（2）减少副作用：药物通过配伍以后，可以消除和防止有害于人体的不良反应，使之更适应病情。

3. 治法的应用

（1）辨别疾病的性质和部位：①调气之方，必别阴阳：气，指病气；方，是法的意思。阴阳，是指内外，马莳："必别阴经阳经，阳经为表，阴经为里。"吴崑亦曰："阴阳，三阴三阳也。"②定其中外，各守其乡：中外，即表里。乡，处所之谓，此指病变部位。定其中外，是辨明和确定病证是在表还是在里。各守其乡，是说表即表，里即里，不能误表为里，或误里为表。

（2）因证施方：①内者内治，外者外治：即病在外者治其外，病在内者治其内，病之所在，药则到之，正所谓"药到病所，其患必除"。②微者调之，其次平之，盛者夺之：病有轻重，治分缓急，小病小治，大病大治，如此，则无太过和不及之弊，本文"调""平""夺"等治法，就是因证制方。正如张景岳曰："微者调之，谓小寒之气，和之以温，小热之气，和之以凉也。其次平之，谓大寒之气，平之以热，大热之气，平之以寒也。盛者夺之，谓邪之甚者，当直攻而取之。"而高士宗见解，于此有异，他说："正气微者调补之，其次平定之，邪气盛者辟夺之。"此说似与经旨不符，可作讨论。③汗之，下之：此即"盛者夺之"的运用，实邪在表，汗之而去，实邪在里，下之而去，汗与下皆属劫夺之法，或汗或下，贵得其宜。用之得当，可收桴鼓之效。④寒热温凉，衰之以属：马莳曰："以寒治热，以热治寒，以温治凉，以凉治温，随其所属，以衰其病。"

4. 治疗效果

"随其攸利，谨道如法，万举万全，气血正平，长有天命。"良好的治疗效果，是基于正确的治疗，而正确的治疗，又本于正确的辨证。本文"随其攸利"即是依据病情，含有辨证之意。"谨道如法"，即是严格遵守上述之法，含有正确处理之意。只要如此，则举无不当，治无不善，病速愈而正气不伤，身不为疾病所夭折，能尽终其天年，故曰长有天命。

大惑论（节选）

【原文】五脏六腑之精气，皆上注于目而为之精。精之窠为眼，骨之精为瞳子，筋之精为黑眼，血之精为络，其窠气之精为白眼，肌肉之精为约束，裹撷筋骨血气之精，而与脉并为系。上属于脑，后出于项中。故邪中于项，因逢其身之虚，其入深，则随眼系以入于脑。入于脑则脑转，脑转则引目系急。目系急则目眩以转矣。邪其精，其精所中不相比也，则精散。精散则视歧，视歧见两物。目者，五脏六腑之精也，营卫魂魄之所常营也，神气之所生也。故神劳则魂魄散，志意乱。是故瞳子黑眼法于阴，白眼赤脉法于阳也。故阴阳合传而精明也。目者，心使也。心者，神之舍也，故神精乱而不转。卒然见非常处，精神魂魄散不相得，故曰惑也。黄帝曰：余疑其然。余每之东苑，未曾不惑，去之则复，余唯独为东苑劳神乎？何其异也？岐伯曰：不然也。心有所喜，神有所恶，卒然相惑，则精气乱，视误，故惑，神移乃复。是故间者为迷，甚者为惑。

提示：目的各部组织，视觉变化与五脏之间的生理关系。

1. 目能视物的原理

五脏六腑之精气皆上注于目而为之精：此即是说，眼之所以能精明视物，主要是脏腑的精气都上注汇集眼部，目得其养而后能视。杨上善曰："五脏六腑精液及脏腑之气，清者上升注目，以为目之精也。"

2. 内脏和眼的关系

$$内脏与眼的关系\begin{cases}肾——主骨——骨之精——瞳子\\肝——主筋——筋之精——黑眼\\心——主血脉——血之精——络\\肺——主气——气之精——白眼\\脾——主肌肉——肌肉之精——约束\end{cases}$$

3. 眼与脑的联系

$$裹撷\begin{cases}筋、骨、血、气之精\\脉络\end{cases}目系\begin{cases}上属于脑\\后出项中\end{cases}$$

4. 目视变化的几种表现

（1）目眩以转：转而旋转，目眩以转，即头目眩晕。此因外邪乘虚中于项（风府、天柱之间），入脑过目，扰动"精明之府"，故眩转。

（2）视歧见两物：目之所以能洞见万象，明察秋毫者，在于脏腑所上奉之精的充灌。若邪气犯目，精气被伤而耗散，则五脏精气不协调，二目经脉有缓急，故生歧视。

（3）视觉迷乱：目是神气外见之地，两神统于心，故目为心之使，心为神之舍。若目视非常之物，或心有所喜，或神有所恶，喜恶相感于卒然，则神魂动荡，精气散乱，随有视误之感。

【原文】黄帝曰：人之善忘者，何气使然？岐伯曰：上气不足，下气有余，肠胃实而心肺虚。虚则营卫留于下，久之不以时上，故善忘也。

提示：说明善忘的机制。

$$善忘\begin{cases}心肺虚——上气不足\\肠胃实——下气有余\end{cases}营卫不能上奉心肺——神气不足——善忘$$

营卫生于中焦，运行于全身。若营卫之气留于肠胃，不能上奉于心，则神气不足，故善忘。

【原文】黄帝曰：人之善饥而不嗜食者，何气使然？岐伯曰：精气并于脾，热气留于胃，胃热则消谷，谷消故善饥。胃气逆上，则胃脘塞，故不嗜食也。

提示：说明善饥的不嗜食发病机制。

$$饮食入胃\begin{cases}精微聚于脾\\热气留于胃\end{cases}胃热过盛\begin{cases}热则消谷——善饥\\胃气上逆——胃脘阻塞——不嗜食\end{cases}$$

杨上善曰："精气阴气也，胃之阴气并在脾内，则胃中独热，故消食善饥。"

【原文】黄帝曰：病而不得卧者，何气使然？岐伯曰：卫气不得入于阴，常留于阳。留于阳则阳气满，阳气满则阳跷盛，不得入于阴则阴气虚，故目不瞑矣。黄帝曰：病目而不得视者，何气使然？岐伯曰：卫气留于阴，不得行于阳，留于阴则阴气盛，阴气盛则阴跷满，不得入于阳则阳气虚，故目闭也。

提示：说明不得卧和目闭不能视的机制。

不得卧和目闭不能视与卫气留于阳、留于阴而致阴阳二跷盛满有关。阴跷与阳跷会合于睛明，卫气行阳行阴之后，皆会于目，故卫气留于阳，则阳跷盛，不得入于阴，则阴气虚，阴虚阳动而不变，故目不瞑。反之，卫气留于阴，则阴跷盛，不得入阳，则阳气虚，阳少阴多而功能不振，故目不能开视或多寐。兹列表于下：

$$卫气\begin{cases}留于阳——阳跷盛\\留于阴——阴跷盛\end{cases}目\longrightarrow\begin{cases}阳胜则动——目不瞑\\阴胜则静——目闭\end{cases}$$

【原文】黄帝曰：人之多卧者，何气使然？岐伯曰：此人肠胃大而皮肤湿，而分肉不解焉。肠胃大则卫气留久；皮肤湿则分肉不解，其行迟。夫卫气者，昼日常行于阳，夜行于阴，故阳气尽则卧，阴气尽则寤。故肠胃大，则卫气行留久；皮肤湿，分肉不解，则行迟。留于阴也久，其气不清，则欲瞑，故多卧矣。其肠胃小，皮肤滑以缓，分肉解利，卫气之留于阳也久，故少瞑焉。黄帝曰：其非常经也，卒然多卧者，何气使然？岐伯曰：邪气留于上焦，上焦闭而不通，已食若饮汤，卫气留久于阴而不行，故卒然多卧焉。黄帝曰：善。治此诸邪，奈何？岐伯曰：先其脏腑，诛其小过，后调其气，盛者泻之，虚者补之，必先明知其形志之苦乐，定乃取之。

提示：主要说明多卧和少瞑的原因。

兹根据本段内容，分为四个方面来讨论。

1. 寤寐的机制

中医学认为人之入寐和醒寤与卫气入阴出阳有关。卫气昼行于阳，夜行于阴，行阳则寤，行阴则寐。

2. 多卧的原因

（1）肠胃大：肠胃大而道路迂远，卫气停留较久而不能出。

（2）皮肤湿：湿，《太素》作涩。若肉腠湿滞不利，障碍卫气运行，则卫气出于身者既迟且少。

（3）上焦闭：上焦属阳，而心肺居之，若邪留上焦，卫不上达，而心失精明。

（4）．已食若饮汤：饮食入胃则中焦满实，卫气受阻，不能上行于阳。人当饱食之后，困倦欲卧，正是此义。

以上四者，皆为卫行受阻，不能及时而充分地行于阳分，以致精阳之气虚少，神不振奋，故为多卧，但有轻重之分，当予区别。

3. 少暝的原因

（1）肠胃小：肠胃小而道路近，则卫气周于阴也速，留于阴者少。留于阴少，而留于阳必多，故少暝。

（2）皮肤滑以缓：皮肤滑缓，分肉解利，则卫气行于阳也久，行阳则寤，故少暝。

4. 治疗原则

（1）注意精神因素：$\begin{cases} 志——苦 \\ 志——乐 \end{cases}$

（2）注意脏腑变化：$\begin{cases} 盛者泻之 \\ 虚者补之 \end{cases}$

在此"两先"的前提下，再施用"诛其小过"和"后调其气"，很有临床实际意义。因此证虽属有余，但非大实之证，若诛伐太过，不伤其阳即伤其阴，仍然处于阴阳失调状态，而且可能更为严重，故特提出"诛其小过"。诛其小过之后，再调其卫气，使其行阳行阴无愆，而多卧和少暝之证，乃得平复。由于病理变化是错综复杂的，其虚实情况又要依据客观实际而定，决不能以脱离客观的主观成见去机械地诊治病证，故又提出"定乃取之"。